Dem

Albert-Zweig-Verein Leipzig

und seinen Schwestern

gewidmet

(Aus dem St. George's Creed)

Ich glaube an den Adel der menschlichen Natur, an die Erhabenheit ihrer Kräfte, die Fülle ihres Erbarmens und die Freude ihrer Liebe. Und ich will meinen Nächsten wie mich selbst zu lieben streben, und selbst wenn ich es nicht kann, will ich handeln, als täte ich es.

John Ruskin.

Vorwort zur zweiten Auflage.

Nach kaum Jahresfrist geht das Buch der Schwester für die Schwester zum zweitenmal in die Welt hinaus.

Die zweite Auflage kam so überraschend schnell, daß nur kleine Ergänzungen eingefügt werden konnten, neben neuen kleinen Abschnitten im Kapitel über „Arbeitsgebiete der Schwestern".

Die freundliche Aufnahme und günstige Beurteilung, die mein kleines Erstlingswerk gefunden hat, ist mir ein Beweis dafür, daß mein Bemühen verstanden worden ist, jungen und alten Schwestern das Streben nach Erreichung des Berufsideals als ihre heiligste Pflicht und ihre festeste Stütze ans Herz zu legen.

Daß das heilige Feuer, das unentwegt durch Jahrzehnte für unseren Schwesternberuf in meinem Herzen glüht, warm auch denen entgegenschlug und sie zu fesseln vermochte, die außerhalb unseres Berufes stehen, gereichte mir zu besonderer Freude.

Möge auch die zweite Auflage warme Freunde finden und unserem Schwesternberuf zuführen.

Leipzig, Dezember 1912.

Die Verfasserin.

Vorwort zur dritten Auflage.

Zu keiner Zeit sind Schwesterntracht und Schwesterntitel so sehr als Allgemeingut betrachtet, soviel an unrechter Stelle verwendet worden wie in der Jetztzeit.

Die freiwillige Kriegskrankenpflege kann davon erzählen, daß so manche in ihr sich nicht vorher genügend damit vertraut gemacht hatte, was es heißt, „Schwester sein".

Möchte allen, die es noch nicht erfaßt haben, der kleine ethische Wegweiser im Berufsleben, der in dieser ernsten Zeit in dritter Auflage hinausgeht, mahnend an die Seele greifen, sich ihrer großen Aufgabe und ihres schlichten Kleides jetzt besonders würdig zu erweisen, wo kämpfend und pflegend Vaterlandsdienst geleistet wird.

Dem Kapitel über Arbeitsgebiete der Schwestern schien es angezeigt, einen neuen Abschnitt „Freiwillige Kriegskrankenpflege" anzufügen, die zur Zeit in weitesten Pflegekreisen im Mittelpunkt des Interesses und der Betätigung steht.

Leipzig, Juli 1916.

Die Verfasserin.

Vorwort zur vierten Auflage.

Die Zeiten sind noch immer bitterernst, in denen die vierte Auflage des ethischen Wegweisers im Schwesternberuf hinausgeht, trotzdem wir nun Frieden haben.

Das Kapitel über freiwillige Kriegskrankenpflege macht in der neuen Auflage den Abschnitten über „Wohlfahrtspflege" und „Amtlicher Sanitätsdienst" Platz.

Die Umwälzungen, die wir in deutschen Gauen erlebten und durchlebten, sind auch am Schwesternberuf nicht spurlos vorübergegangen und ohne Einfluß auf seine Vertreterinnen geblieben.

Aber die Karitas hat sich nicht beirren lassen und sich durchgesetzt. Sie geht in ihrer stillen Weise den alten Weg der opferwilligen Barmherzigkeit.

Wer inneres Erleben in seiner Schwesternarbeit sucht, folge ihr durch alle Zeiten.

Leipzig, Juli 1925.

Die Verfasserin.

Inhaltsverzeichnis.

	Seite
Einleitung	1
Was ist eine Krankenpflegegenossenschaft? Was bietet und was fordert sie?	4
Die religiöse Grundlage im Schwesternberuf	12
Was heißt Schwester sein?	17
Verbreitete Untugenden, die zu bekämpfen sind	28
Unerläßliche Eigenschaften für die Pflegetätigkeit	38
Dienstliches Verhalten	52
Verschiedene Arbeitsgebiete und ihre besonderen Ansprüche an die Tätigkeit und Persönlichkeit der Schwester	71
Hospitalpflege	75
Privatpflege	79
Gemeindepflege	84
Genesungsheime	87
Irrenpflege	87
Kinderpflege	88
Säuglingskrippen	91
Röntgen- und Laboratoriumsdienst	93
Wöchnerinnenpflege	94
Wohlfahrtspflege. Von Schwester **Marta Winter**, Bezirksfürsorgerin	95
Amtlicher Sanitätsdienst	98

Einleitung.

Krankenpflege begreift alle Dienste in sich, die dem Kranken Linderung seiner Leiden bringen, seine Bedürfnisse befriedigen, ihm eine Umgebung schaffen, die seinem Zustand förderlich ist, ihm zu geeigneter Ernährung verhelfen durch Überwachung oder Zubereitung derselben und ihn seelisch aufrichten.

Zur Ausübung dieser Dienste bedarf es mannigfacher Kenntnisse, einer gewissen angeborenen Anlage, nicht nur angelernter Geschicklichkeit und großer Übung, die durch eingehende Ausbildung am Krankenbett erreicht wird.

Sie geht einher mit einem theoretischen Ausbildungsgang, der durch das erschlossene Verständnis für die Notwendigkeit und den Zweck der zu leistenden Dienste eine denkende Helferin am Krankenbett erzieht und die Gefahr mechanischer Arbeit verringert.

Krankenpflege wird ausgeübt an körperlich und geistig Kranken, an Wöchnerinnen und Säuglingen.

Sie umfaßt nach ihrer technischen, theoretischen und ethischen Seite ein weites Gebiet, das nie voll erschöpft wird, in dem es gilt, immer Neues zu beherrschen, in dem Erfahrung den wichtigsten Faktor bildet.

Bei der Ausbildung und Betätigung in der Krankenpflege werden in gleichem Maß sowohl körperliche als geistige und seelische Anforderungen gestellt.

Es gehört dazu ein gesunder, widerstandsfähiger Körper mit stetiger Leistungsfähigkeit, ein aufnahmefähiger Verstand und ein gutes Gedächtnis, ein warmes Herz für die leidenden Mitmenschen, reines sittliches Empfinden, wirkliche Liebe und

Begeisterung für den erwählten Lebensberuf, nicht nur sachliches Interesse an der Facharbeit. Keine mechanische Betätigung erlernter Handgriffe und erlangter Handfertigkeit darf die Schwesternarbeit sein, sondern der Ausdruck der inneren Gesinnung, des Bedürfnisses, Kraft und Können in den Dienst der Hilflosen, Schwachen und Kranken zu stellen.

Die Arbeit am Kranken unterscheidet sich von anderer Facharbeit erst dann auch als gutes Werk, wenn sie guter Gesinnung, selbstloser, opferfreudiger Liebe entspringt, die nicht das ihre sucht.

Luther sagt: Nicht die guten Werke machen den guten Mann, sondern der gute Mann macht die guten Werke.

Nicht das, was wir tun, sondern die Gesinnung, die uns dazu treibt, bestimmt den sittlichen Wert unseres Tuns.

Die gute Gesinnung ist das Wertvolle an der Persönlichkeit, darum muß auch in der Ausbildung zum Schwesterberuf, vor und neben die praktische und theoretische Ausbildung die ethische Berufserziehung treten, die den Schwestern das Auge hell macht für die inneren Forderungen des Berufes nach der ethischen Seite.

Es wird dann keines blinden Befolgens feststehender Gebote bedürfen, aus der eigenen Gesinnung, aus freier Willensentscheidung heraus wird ihr ethisches Verhalten im Berufsleben sich bestimmen.

Pflichtbewußtsein und der Wille, pflichtgemäß zu handeln, die den ethischen Menschen machen, werden sie im Berufsleben bei zunehmender Reife lehren, den richtigen Weg zu finden und auf ihm zu bleiben, wenn der Wegweiser der ethischen Berufserziehung ihnen die Richtung gewiesen hat.

„Die Ethik, die Erkenntnis vom richtigen Verhalten des einzelnen zu sich und den anderen einzelnen, beeinflußt und bestimmt unser Verhalten und übt damit eine Rückwirkung auf unsere Lebensgestaltung aus." Ebenso soll die Berufsethik, auf Grund der Erkenntnis der vielseitigen Forderungen des Krantenpflegeberufes an den ganzen Menschen, eine Anleitung geben, diese Aufgaben so zu lösen, daß die reichste, schönste und vollkommenste Berufserfüllung erreicht werden kann.

Die Aufgabe der Anleitung wäre die Hinweisung auf das erstrebenswerte Ziel im Beruf, auf den Weg, der dahin führt, und auf die Mittel, durch die es sich erreichen und verwirklichen läßt.

Neben vollgültiger Fachausbildung ist das erstrebenswerte Ziel, die eigene, volle Entwicklung zur harmonischen, in sich gefestigten Persönlichkeit, um unter allen Verhältnissen und Anforderungen den Weg nicht zu verfehlen, auf dem man am erschöpfendsten die übernommenen und erwählten Pflichten erfüllen und seine Lebensaufgabe lösen kann, zum Besten des Nächsten, dem man dienen will, und zur Verwirklichung der Berufsideale, an die man glaubt, die der feste Anker bleiben müssen, der sicher hält, wenn die Wogen im Berufsleben hoch gehen.

Der Weg, der zum Ziel führt, ist Treue gegen sich selbst, Ehrfurcht gegen die Pflicht und ihre Gebote und die Entfaltung und Betätigung aller von Gott verliehenen Gaben und inneren Kräfte zur Lösung der Aufgabe.

Die Mittel zur Erreichung des Zieles sind alle Tugenden und Charaktereigenschaften, deren es zur Lösung der Aufgabe bedarf. Sie müssen durch Selbsterziehung, unablässige Arbeit an sich selbst erworben werden, soweit sie nicht durch die Jugenderziehung erreicht worden sind.

Die Betätigung aller geforderten Tugenden und Pflichten bildet dann den Inhalt der vollkommensten Berufserfüllung.

Gott gibt das Wollen und Vollbringen.

Phil. 2, 13.

Was ist eine Krankenpflegegenossenschaft? Was bietet und was fordert sie?

Krankenpflegegenossenschaften sind durch Mutterhäuser zusammengeschlossene Gemeinschaften zur Ausübung freiwilliger, gemeinsamer Liebestätigkeit, auf Grund fachgemäßer Ausbildung.

Sie sind meist von einem Verein ins Leben gerufen, dem bestimmte Statuten zugrunde liegen und werden von ihm unterhalten. Die Vereinsorgane sind der Vorstand, der die geschäftlichen und beruflichen Angelegenheiten leitet, und die Generalversammlung. Die Glieder des Vereins sind die passiven, zahlenden Mitglieder, zur pekuniären Fundierung der Vereinstätigkeit, und die aktiven Glieder, die die Schwesternschaft bildenden Vereinsschwestern.

Letztere unterstehen den ihnen vor dem Eintritt bekanntgegebenen Aufnahmebestimmungen, der Pflegeordnung und den Vereinsvorgesetzten.

Sie sind an eine Vereinstracht gebunden, die sie in den alten Genossenschaften auch außer Dienst nicht ablegen, durch die Vereinsbrosche, das Vereinsabzeichen kenntlich und von anderen Verbandsschwestern unterschieden.

Sie erhalten freie Station, ein Taschen= und Bekleidungsgeld oder anstatt des letzteren die Tracht geliefert, freie Verpflegung, Behandlung in Krankheitsfällen und nach bestimmten Dienstjahren Altersversorgung bei Dienstunfähigkeit.

Die gemeinsame Tracht, die sie überall kenntlich macht, soll als äußeres Zeichen ihrer Zusammengehörigkeit ihre Abgeschlossenheit nach außen kundtun, ihr Gemeinschaftsgefühl wecken und stärken. Das schlichte Schwesternkleid mit weißer Haube bildet der Schwester Schmuck und Ehrenkleid, denn in der Genossenschaft kann es nur diejenige anlegen, die es durch ihr Verhalten, ihre anstrengende, aufopferungsvolle Arbeit verdient.

Die Tracht verpflichtet zu manchen Rücksichten und legt manche Entbehrung flüchtiger Zerstreuung auf, um dem Kleid und dem Schwesternstand die Würde und Heiligkeit zu wahren, die noch so mancher in der Schwester sucht, trotz des Mißbrauchs, der nie mehr als zur jetzigen Zeit mit der Tracht getrieben wird von Unberufenen, die weder der organisierten Krankenpflege noch der Krankenpflege überhaupt angehören und sehr häufig alles andere als Schwestern sind. Mit der Karikatur, die sie im modernisierten und mit allen Auswüchsen der Mode behafteten Schwesternkleid darstellen, setzen sie den Schwesternstand herab. Besonders in den Großstädten ist die Schwesterntracht der Deckmantel für so manches geworden, was den gesetzlichen Schutz der Tracht immer dringender machte. Berechtigte Tracht sollte deshalb peinlichst nach Vorschrift getragen werden, um sich überall als solche auszuweisen.

Die Außenstehenden werden durch die Tracht an schwere, ernste Stunden erinnert. Das Kleid mahnt sie an Krankheit, Tod und Leid. Es steht nicht in Harmonie mit den Stätten oberflächlicher Vergnügungen, es wirkt dort störend, verletzend und gehört nicht hin. So wenig es den Schwestern als Berufsvertreterinnen auch im Schwesternkleide genommen werden soll, sich am Schönen und Erhebenden im Leben freuen zu dürfen, sich neue Schwungkraft aus frischen, anregenden Eindrücken zu holen, die ihnen über Schweres und Herabdrückendes im Berufsleben hinweghelfen, sie vor Einseitigkeit bewahren, ihre Bildung erweitern, so wenig gehören sie in sogenannte Vergnügungslokale.

Wenn sie den nötigen Ernst mitbringt, und oberflächliche Naturen gehören nicht in den Beruf, fühlt auch die junge Schwester bald mit sicherer Empfindung, wo ihr Kleid nicht hingehört und was sie ihm schuldet.

Darum ist das Schwesternkleid auch keine nebensächliche Äußerlichkeit, darum soll es auch außer Dienst getragen werden. Durch die kleinen Einschränkungen, den leisen Zwang, den es nach manchen Richtungen auferlegt, hat es nicht zu unterschätzenden erzieherischen Zweck.

Es gibt mancher noch nicht gefestigten jungen Seele oder mancher gärenden und noch stürmenden Kraft, deren Wollen dem Drängen der Jugend nicht gewachsen ist, den nötigen Halt.

Wie eine stille Mahnung geht das Kleid auf Schritt und Tritt mit und warnt: „Das bist du deinem Kleide schuldig!" Es ist die Schale, die den Kern schützt, ihn heranreifen hilft zu dem Verständnis, welchen Wert und welche Bedeutung die Schale für ihn hat. Die Tracht ist auch der Schwester Schutz in der Öffentlichkeit. Sie kommt durch ihren Beruf oft in jungen Jahren in Verhältnisse und Situationen, die an Mädchen und Frauen sonst kaum herantreten. Lernt sie es auch meist bald, durch den Ernst und die Würde, die der Schwesternberuf, durch seinen vertiefenden Einfluß, jedem recht veranlagten Mädchen aufprägt, sich die ihr zukommende Achtung zu schaffen, so ist ihr Schwesternkleid immer ihr bester Schutz und Schild.

Selbst der Roheste hält mit seinen Reden zurück oder wird durch besser gesinnte Kameraden abgehalten, durch Wort oder Gebärde dem Schwesternkleid zu nahe zu treten, weil so mancher an sich oder seinen Lieben erfahren durfte, daß die Schwesterntracht Schwesternsinn und Schwesternhilfe birgt.

Wie warm und weit wird das Herz, wenn unter der vertrauensvollen Anrede „Schwester" ein Hilfesuchender sich an die Schwesterntracht wendet, denn die Persönlichkeit ist ihm fremd. Wie dankbar empfindet man in der Tracht die Achtung und freundliche Fürsorge auf Reisen, von Angestellten und Beamten der öffentlichen Verkehrswege. Es ist der Tribut, der dem Schwesternkleid gezollt wird, dem äußeren Symbol der barmherzigen, hilfsbereiten Nächstenliebe. Wir empfinden und genießen die Achtung, die man unserem Kleide zollt, meist bevor wir uns durch unsere persönlichen Leistungen ein Anrecht darauf erworben haben. Das soll uns ein Sporn sein, das schlichte Kleid auch im rechten und wahren Schwesternsinn zu tragen.

Dazu gehört, daß es nicht zum modischen Gewand wird, zum Blendrahmen für die äußeren Vorzüge der Trägerinnen. Wird es gekrönt von gepufften Scheiteln, auf denen die schlichte Haube peinlich wirkt: „so fühlt man Absicht, und man ist verstimmt". (Goethe.) Die lockere, moderne Haarfrisur gehört nicht unter die Schwesternhaube, weil sie nicht der Würde der Tracht entspricht. Sie gibt den sicheren Beweis, daß der Trägerin der Takt abgeht, das Feinempfinden für die Bedeutung des Schwesternkleides, für die Verpflichtung, die es auferlegt.

Die Schwester soll nicht durch ihr Äußeres, sondern durch ihre Gesinnung und Arbeitserfüllung wirken. Jede berufliche Bevorzugung, die sie allein ihrem Äußeren verdankt, und die Dutzendware billiger Komplimente sollten ihr nicht schmeicheln, sondern müßten ihr Feingefühl verletzen, weil ihr Schwesternkleid zu gut dazu ist, sie darüberstellt und respektiert werden müßte.

Nicht zu tändelndem Genießen ist es die geeignete Hülle, sondern zu stillem Dienen in selbstloser Arbeit: ein Ehrenkleid in Würde zu tragen.

Die Genossenschaft bietet jedem ihrer Glieder kostenlose, praktische und theoretische Ausbildung, ethische Berufserziehung, die Empfindung der Zusammengehörigkeit durch das Mutterhaus, den Schutz in der Öffentlichkeit durch die Tracht und das Eintreten der Vorstände für die Schwestern im Berufsleben, eine zweite Heimat, Versorgung, sorgenfreies Alter und einen reichen Lebensinhalt.

Die Genossenschaftsschwester kann und soll sich rückhaltlos ihren Kranken widmen können ohne Sorge um ihre eigene Person, weil es das Recht und die Pflicht ihres Vorstandes indirekt und der Oberin direkt ist, über dem geistigen und leiblichen Wohl jeder einzelnen zu wachen, sie vor Überanstrengung zu schützen, den Ermüdeten Erholung zu schaffen, für sie zu sorgen wie Eltern für ihre Kinder. Das ist das richtige, für die Vorgesetzten befriedigende, für die Schwestern beglückende Verhältnis.

Durch die ethische Berufserziehung, durch Hinweisung auf die idealen Berufsforderungen, die höchste Berufsauffassung, will die Genossenschaft ihre Schwestern zu dem heranzubilden suchen, was die höchste Berufsbewertung in der Schwester sucht, um ihr damit einen Lebensinhalt zu geben, wohl geeignet, ein warmes Frauenherz für ein ganzes Leben auszufüllen, und zwar ein Leben, in dem alle Freuden und Leiden ausklingen in dem schlichten Wort: „Geben ist seliger als nehmen."

Eine zweite Heimat will die Genossenschaft ihren Gliedern sein mit dem Wahlspruch: „Diene in Liebe." Sie sollen ihren Lebensanker fest gründen in der freiwilligen Arbeit für andere.

„Der Mensch kann nur dadurch dauernd glücklich werden, daß er seinen Mitmenschen soviel als möglich zu nützen versucht."

> „Denn wo die Lieb erwacht, stirbt
> Das ‚Ich', der dunkele Despot,
> Du laß ihn sterben in der Nacht,
> Und atme frei im Morgenrot."

Die Schwestern vertauschen ihr Elternhaus mit dem Mutter- oder Krankenhaus und sollen in gleich guter Hut bleiben und nach mancher Richtung besser versorgt sein.

Ein Kind ist versorgt, solange die Eltern leben, schließen sich zwei Augenpaare, löst sich damit das Vaterhaus auf und ist das Kind ohne Vermögen auf seiner Hände Arbeit und oft auf eine ungewisse, einsame Zukunft angewiesen. Das Mutterhaus ist im Gegensatz zum Vaterhaus eine objektive Größe. Der Wandel der Zeiten, der Wechsel der Vorgesetzten nimmt ihm nichts von seiner fürsorgenden Macht und Kraft, sie bleibt jedem Gliede unverändert erhalten, solange es derselben durch sein Verhalten würdig bleibt und ihm die Treue hält.

Die Genossenschaft bietet ihren Gliedern nach bestimmter Arbeitszeit bei Krankheit freie Verpflegung, bei Arbeitsunfähigkeit oder im Alter bescheidene, aber volle Versorgung, damit eine gesicherte Zukunft und schützt sie in Altersheimen vor der Einsamkeit in alten Tagen.

Die Krankenpflege in der Genossenschaft ist kein eigentlicher Broterwerb, keine Arbeit um persönlichen Vorteils, sondern um

Gottes und anderer willen, um einer großen Sache willen getan. Sie ist kein Handwerk, sie soll ein Liebeswerk sein, selbstloses, treues Dienen.

Das, was von einer Schwester verlangt wird an körperlicher Anstrengung, an Hingabe aller persönlichen Lebensansprüche, an Aufopferung, an Selbstüberwindung, läßt sich nicht bezahlen.

Mit dem Moment, wo auch diese Arbeit zur Lohnarbeit würde, wäre der hohe, ideale Grundgedanke dieses nicht mit gewöhnlichem Arbeitsmaß zu messenden Berufes stark beeinträchtigt. Die Besten unter den Schwestern wären einer sie unter Schwierigkeiten und Widrigkeiten, unter Herabsetzung aufrecht haltenden Stütze beraubt, des stärkenden Bewußtseins, ihr Leben einer hohen, sittlichen Pflicht, einem freiwilligen Liebeswerk gewidmet zu haben, ohne den Hauptgedanken pekuniären Vorteils.

Die Selbstüberwindung, die mancher Pflegedienst erheischt, wird zur höchsten Ethik, wenn die Triebfeder der selbstlose Wunsch der helfenden Liebe ist. Wenn derselbe Dienst geleistet wird, weil er mehr einbringt als andere Frauenarbeit, muß er das feinste Frauenempfinden, das weibliche Zartgefühl abstumpfen. — Jede Arbeit ist ihres Lohnes wert! — Daß die Schwester sich mit der ihren erhält, tut dem Wert der Arbeit keinen Abbruch, nur Kapital daraus zu schlagen, den persönlichen Gewinn zum Hauptmotiv zu machen, müßte den ethischen Wert der Arbeit beeinträchtigen, denn der Kranke stünde dann auch in der Pflege nicht immer im Vordergrund der Berücksichtigung.

Es gibt genug ehrbare Frauenberufe, in denen Geld auf weniger aufreibende Weise verdient werden kann, für diejenigen, die darauf angewiesen sind, im Verdienen den Schwerpunkt ihrer Arbeit zu suchen.

Die Pflege in der Genossenschaft bietet als Ersatz für die geringe klingende Münze, das lautere Gold innerer Befriedigung eines nützlichen, ausgefüllten Lebens für andere, für diejenigen, die in ihren Familien keinen ausreichenden Wirkungskreis finden, Ausgleichung der Standesunterschiede durch die

Berufsarbeit und Gemeinschaft. Dem schlichten Mädchen aus dem Volk gibt sie durch die Art der Arbeitserfüllung eine höhere Lebensstellung, bessere Bildung, größeren Gesichtskreis. Die Hochgeborenen, die Lebensversorgung brauchen und auf eigenen Füßen stehen müssen, finden befriedigende Tätigkeit ohne erzwungene Dienstbarkeit. Alle werden erzogen zu innerer Vertiefung, bescheidenen Lebensansprüchen und blicken auf ein sorgenfreies Alter, in dem sie kein Gnadenbrot in ihrem Mutterhause genießen, sondern ernten, was sie gesät haben: sorgende Liebe für liebende Sorge, die sie einst an anderen geübt haben.

Die Genossenschaft fordert von ihren Gliedern Treue, im Dienst, gegen die Vorgesetzten, Treue gegen das Mutterhaus, mit dem sie sich eins fühlen sollen, auf das sie nichts kommen lassen dürfen, dessen Ehre ihre Ehre ist, Treue der Mitschwestern gegeneinander, als verantwortliche Glieder eines Ganzen. Liebende Treue ist ein freiwilliges Geschenk, sie bringt das Opfer des eigenen Selbst einer großen Sache, einem großen Gedanken, einer großen Empfindung zuliebe, in unwandelbarem Beharren bei dem einmal Erwählten. Die Sache, der sie ihr Leben geweiht, nicht persönliche Interessen, bleiben das Ausschlaggebende im Leben der Schwester, wenn sie ihrer Genossenschaft die Treue hält, nicht nur, weil sie statutenmäßig gebunden ist und während dieser Frist, sondern darüber hinaus alle Zeit, weil es ihre innere Überzeugung ist, daß die erwählte Arbeit für sie reichste Lebenserfüllung bedeutet.

So ist der Beruf das Herrschende im Leben, er gibt ihm Zusammenhang und Ziel, Ernst und Stetigkeit. (Paulsen.)

Wie der Soldat, wenn er des Königs Rock trägt, nicht nur sich selbst, sondern dem Staat angehört, hört diejenige, die das Genossenschaftskleid anlegt, auf, Privatperson zu sein.

Trägt sie die Schwesternhaube, so tritt die Schwesternpflicht als führende in ihr Leben, der sich auch Privatpflichten und Interessen unterzuordnen haben, ohne daß die Schwester ihrer Familie vollständig entzogen zu werden braucht.

Die erste Pflicht der Schwester aber gilt der Genossenschaft, liegt im Beruf, dessen Anforderungen sie bei der Wahl des=

selben kannte, in dem sie Unterhalt und Versorgung im Alter findet, die ihrer Familie abgenommen werden, der in seinen Vertretern für sie in allen Berufslagen einzutreten, sie zu schützen hat.

Sie vertritt die Genossenschaft, deren Namen sie führt, deren Kleid sie trägt, der Welt gegenüber durch ihre Leistungen, ihre Persönlichkeit. Das Urteil, das über sie gefällt wird, trifft den Verein und jedes Glied desselben, also jede Mitschwester.

Sie sollen alle füreinander einstehen, aber untereinander auch keine Dienstwidrigkeit aufkommen lassen, um das Ganze zu schützen und zu stützen, das ist wahrer Gemeinschaftssinn.

Nächst der Treue fordert die Genossenschaft Gehorsam. Treue auch im Gehorsam; freudige, treueste Pflichterfüllung, williges Fügen in gegebene Ordnung, die auf das Ganze gerichtet ist; ausharren auf dem anvertrauten Posten, nicht nur, weil er dem eigenen Wunsch entspricht, sondern weil es zugeteilte Aufgabe, übernommene Pflicht bedeutet.

Johannes Müller sagt: „Was uns reif werden läßt und selbständig macht, ist nur die Treue im Gehorsam. Denn durch den unbedingten Gehorsam wird die Selbstzucht gestählt, und Selbstzucht ist die unerläßliche Grundlage der Selbständigkeit. Deshalb seid getreu im Gehorsam, und gerade dort erst recht, wo ihr euch empören möchtet, bis ihr euch nicht dagegen zu empören braucht, weil ihr ihm entwachsen seid.

Die Reife, die vom Gehorsam entbindet, gewinnen wir nicht durch Beschäftigung mit uns selbst, durch Lesen, Nachdenken, Kritisieren und Besserwissenwollen, sondern nur durch Treue im Gehorsam."

Es kommt dann auch für die in den Beruf hineingewachsene, herangereifte Schwester die Zeit, wo es der Ge= und Verbote nicht bedarf, wo die innere Stimme der durch Erfahrung belehrten Vernunft, das Verantwortlichkeitsgefühl für die Sache, die sie vertritt, deutlich den rechten und guten Weg weist.

Keine große Arbeitsgemeinschaft kann gedeihen ohne Disziplin. Sie ist die Zauberformel, die die verschiedenartigsten Elemente zu einheitlichem Schaffen verbindet, sie ist unerläßlich zum

Gedeihen einer gemeinsamen Arbeit. Sie erzieht und drückt dem Ganzen den Stempel guter Organisation auf. Sie bildet von diesem Standpunkte aus gesehen auch keinen drückenden Zwang, gegen den man sich naturgemäß aufzulehnen sucht, sondern einen, dem gesunden Menschenverstand sich aufdrängenden Vernunftgrund.

Es fügt sich jede in bestimmte, für alle geltende Vorschriften nicht, weil sie muß, sondern weil sie als Glied des Ganzen ihren Teil zum Aufbau eines sicheren Fundaments für das Ganze beitragen will.

Ein Werk freiwilliger Liebe und freiwilligen Dienens ist die Krankenpflege in der Genossenschaft und wird es, so Gott will, auch bleiben.

Die religiöse Grundlage im Schwesternberuf.

1. Kor. 13. 1—3. Wenn ich mit Menschen und mit Engelzungen redete, und hätte der Liebe nicht, so wäre ich ein tönend Erz oder eine klingende Schelle. Und wenn ich weissagen könnte und wüßte alle Geheimnisse und Erkenntnis, und hätte allen Glauben, also daß ich Berge versetzte und hätte der Liebe nicht, so wäre ich nichts. Und wenn ich alle meine Habe den Armen gäbe und ließe meinen Leib brennen und hätte der Liebe nicht, so wäre mir's nichts nütze.

Machtvoll erklingt in diesem Hohenlied der Liebe der Akkord, auf den das Innenleben einer rechten Schwester abgestimmt sein, der in ihrem Berufsleben harmonisch ausklingen soll. Gott ist die Liebe! Wirkt Liebe als treibende Kraft ihrer Seele, so wird sie eine Schwester nach Gottes Herzen sein, die ihr Lebenswerk vollbringt ihrem Gott zur Ehre, ihren Mitmenschen zum Segen und sich selber zur Freude. Sie wird geben dürfen mit der Geschicklichkeit ihrer Hände und der erbarmenden Liebe eines allezeit warmen Herzens und damit ihres gottgesegneten Berufes schönste Frucht ernten: die dauernde Befriedigung treu erfüllter Pflicht. Sie wird selig sein in ihrer Tat. (Jak. 1, 25.)

Ein frischer, fröhlicher Christenglaube und unerschütterliches Gottvertrauen sind die tragenden Pfeiler, auf denen sich das

Innenleben einer Schwester aufbauen soll. Sie braucht nicht stets Gottes Wort und Gesangbuchverse im Munde zu führen.

Wahre Frömmigkeit drückt sich nicht nur in Worten, sondern wirkt sich vor allem im Leben aus. Sie ist nur dann echt, wenn sie sich in eigenes Tun und Handeln umsetzt. Die Schwester soll von der Liebe ihres Gottes so durchdrungen sein, der Führung ihres Herrn so voll vertrauen, daß sich ihre Stellung zu ihrem Gott in ihrem ganzen Wesen ausprägt.

Wer ein festes Gottvertrauen hat, der besitzt einen sicheren Halt in guten und bösen Tagen, eine innere Freudigkeit, weil er sich in guter Hut weiß und durchdrungen ist von der Glaubensgewißheit, daß seinen Schultern keine Kreuzeslast auferlegt wird, für die seine Kräfte nicht reichen.

Kor. 10, 13. Aber Gott ist getreu, der euch nicht lässet versuchen über euer Vermögen, sondern machet, daß die Versuchung so ein Ende gewinne, daß ihr's könnt ertragen.

Die innere Freudigkeit wird zum reinsten und edelsten Quell aller Berufstüchtigkeit und zum Ursprung inneren Friedens. Wer aber inneren Frieden hat, der trägt Harmonie in sich, jene Übereinstimmung der Gesinnungen und Gefühle, jene Gleichmäßigkeit und Abgeklärtheit des Gemütszustandes, die das Wesen und Sein des Menschen zu innerer Stille und äußerer Ruhe heranreift, die wie eine Zaubermacht auf die Ruhelosen und Gequälten wirkt. Sie übt größeren, nachhaltigeren Einfluß auf die Umgebung aus als das gedruckte Wort des größten Denkers und das gesprochene Wort des begabtesten Redners.

Der Gottesfriede erblüht aus der frohen Erfahrung, daß unser Heiland, indem er unsere Schuld und Sünde auf sich nahm, uns den Weg frei gemacht hat zu Gott, uns den Mut geschaffen hat, ihm im Glauben zu nahen. Der Glaube aber drängt und zwingt zur Liebe, er ist die Heimat der Liebe, und die Liebe ist die Krone des Glaubens, ist die verkörperte Erscheinung des Göttlichen in unserem Wesen.

Ein Menschenkind, das Gott — die Liebe, Glauben und Hoffen in sich trägt, ist gefeit gegen die Stürme, die es draußen in der Welt umtoben und die es im Inneren um das Gleichgewicht bringen wollen. Ein Christ weiß, daß es auf Erden kein ungetrübtes Glück geben kann. Das irdische Leben ist nicht nur ein Genuß, sondern eine Aufgabe, eine ernste, fortdauernde Arbeit an dem inneren Menschen, um eine Vollkommnung anzustreben, wie sie der Welterlöser uns vorgelebt hat. Ein Pilgerpfad, der uns durch Dornen und Gestrüpp zu den lichten Höhen des ewigen Lebens führen soll. Deshalb ist auch das Leben eine Kette von Versuchungen, von Prüfungen und Leiden:

> Milder wird der Kern, je mehr die Schale
> Wird durchglüht vom heißen Sonnenstrahle,
> So erlanget auch das Menschenherz
> Seine Reife nur durch Kampf und Schmerz.

Wen der Herr liebhat, den züchtigt er. Wem er ein ernstes Leben beschert, um das verborgene edle Metall mancher Charaktereigenschaften durch wiederholte Läuterung von allen Schlacken befreit ans Tageslicht zu bringen, dem gibt er damit einen Born des Segens für sich und seine Nebenmenschen.

„Ohne Leid ist alle unsere Güte Blüte, das Leiden reift sie erst zur Frucht und führt vom Schein ins Wesen."

Alles Leid, jede Enttäuschung — sollten sie auch im Kampfe uns noch so schwer bedrücken, sind zu unserem Besten, unserer Vertiefung nötig. „Niemand wird ohne Leiden geadelt." (Rothe.)

Wem die Leidensschule den rechten Segen gebracht hat, dessen Herz wird durch eigenes, durchlebtes Leid weiter und weicher für anderer Schmerzen, dessen Verständnis geschärft für anderer Weh, dessen Urteil milder über des Nächsten Schwächen.

Aus den Schmerzensträne, die befruchtend auf den Boden der menschlichen Seele fallen, sprießt sammetweich, in warmen, gesättigten Farbentönen die Blume der hilfsbereiten, opferfreudigen Menschenliebe und sucht nach Betätigung.

„Das Leben ist nur ein Spiegelbild unseres eigenen Wesens. Unser Charakter ist es, der allen Situationen und Lebensstellungen — ob sie hoch oder niedrig seien — ihr besonderes Gepräge gibt. Für die guten Menschen ist die Welt gut, für die schlechten schlecht. Wenn wir von dem menschlichen Leben eine höhere Auffassung haben — wenn wir es als eine Sphäre nützlicher Arbeit, edlen Strebens und Denkens und fröhlichen Schaffens nicht für uns, sondern auch für andere betrachten —, so wird es froh, hoffnungsvoll und gesegnet sein." (Smiles.)

„Wenn man einmal ganz in das Reich der Liebe eingetreten ist, dann wird die Welt, so mangelhaft sie ist, schön und reich, denn sie besteht aus lauter Gelegenheiten zur Liebe." (Hilty.)

Wem der sinnende Rückblick auf das eigene Leben manches „Warum?" der Vergangenheit mit „Darum!" beantwortete — wer seinem Gott als einem weisen und trotz manch scheinbarer Härte gütigen Lenker der Lebensschicksale vertrauen gelernt hat und freudig sagen kann: „nicht wie ich, aber wie Du willst!" der ist auf dem rechten Pfad, und als erster Grenzstein grüßt ihn innere Freudigkeit.

Das Leben einer Schwester ist ernster, ihr Beruf verantwortungs- und entsagungsvoller als irgendein anderer Frauenberuf, er ist aber auch nächst dem natürlichen Beruf der Frau und Mutter der segensreichste. Segensreich für den, den die geübte Schwesternhand versorgt, die hilfsbereite Liebe der Schwester umgibt, segensreich aber auch für die Schwester selbst; denn kein anderer Beruf erzieht, und kein anderer Frauenberuf, wenn er in seinem höchsten und idealsten Verständnis vertreten wird, vertieft so wie der Beruf einer Schwester.

Sie schaut in das Leben und die Menschenschicksale, wie vielleicht nur der Seelsorger und der Arzt, und oft tiefer als diese. Sie durchlebt mit ihren Kranken Augenblicke körperlicher und seelischer Schwäche, in denen manches zutage tritt, was ein Gesunder nie offenbaren würde. Es treten Anforderungen an sie heran, körperliche und seelische, wie in keinem anderen Frauenberuf. Eigenschaften werden von ihr verlangt: wie Aufopferung, Mut, Seelengüte, Seelenstärke und Seelengröße, die den Menschen zum Charakter stempeln, Liebe und Treue im Kleinsten, die die Frau zum Weibe im höchsten Sinn, Sanftmut und Demut, die den wahren Christen machen.

Der Einsatz ist hoch! Es ist ein Leben voll mancherlei Entsagung und Selbstverleugnung, aber der Gewinn ist größer. Er gibt dem Frauengemüt, der treibenden Kraft im Frauenleben das, was es braucht: sorgen, lieben und geben können und damit wahres Glück, er gibt inneren Frieden und damit dauernde Befriedigung.

Innere Freudigkeit, auf Glauben gegründet, warme Begeisterung für die Ideale des Berufes und die Überzeugung, für diese Arbeit bestimmt zu sein, sollten die leitenden Motive bei der Wahl des Schwesternberufes sein. Sie bilden das sicherste Fundament für eine segensreiche Tätigkeit. Festüberzeugte Hingebung an die Sache, die man vertritt, stählt in allen Schwierigkeiten, gewinnt allein der Sache selbst Vertrauen und Anhänger und reißt Mitarbeitende mit fort, ist also für vorbildliche Arbeit von größtem Wert.

Die gewöhnlichen Triebfedern, der Wunsch nach einem Lebenszweck, weil das Leben vielleicht nicht gehalten hat, was es versprach, nach Vergessenheit, weil es Wunden geschlagen, für die der Schwesternberuf Balsam sein soll, weil gerade er das eigene „Ich" zurückdrängt, wohl auch nach verbesserter Lebensstellung, nach Lebensunterhalt, dürfen erst in zweiter Linie kommen.

Nicht Mittel zum Zweck soll die Schwesternarbeit sein, sondern Selbstzweck, eine Arbeit, die nicht das ihre sucht. Dann liegt auch in ihr die Freudigkeit, die hinwegträgt über alle kleinen und großen Schwierigkeiten und Anfechtungen des Schwesternlebens, und nur solche freudige Arbeit bringt edle Frucht.

"Ein Wort, ist's oft gesagt und weisheitsvoll,
Wohl dem der freudig tut und leidet, was er soll."
Henry Martin.

Die Frau, die freudigen Herzens den Schwesternberuf auf sich genommen hat, wird bald von ihm gefangengenommen und dauernd festgehalten. Wenn dann die Lehrzeit, für manche die schwerste und vielleicht auch die schönste Zeit, dahinten liegt und die Schwester an Wissen und Können reicher geworden —

mit Gottes Hilfe auch an inneren Werten gewachsen ist —, dann bietet wohl jeder Schwester ihr Beruf in Wahrheit, was sie in ihm gesucht, und sie blickt:

> „Dankbar rückwärts,
> Mutig vorwärts,
> Liebend seitwärts,
> Gläubig aufwärts."

Was heißt Schwester sein?

Schwester sein heißt Helferin ihres leidenden Nächsten sein, nach dem Gebote der Liebe, die durch Christi Sterben für die Brüder, alle die seinen Namen tragen, zu Schwestern und Brüdern zusammengeschlossen hat, auf daß „einer trage des anderen Last". (Galat. 6, 2.)

Sie ist eine Helferin nicht nur in leiblicher Beziehung durch geschickte Handreichungen (das leistet auch eine gewissenhafte Wärterin), sondern durch tieferen Einfluß: das Wirken ihrer ganzen Persönlichkeit in ihrer Berufserfüllung, wenn sie den wahren Idealismus auf ethischem Gebiet zu verkörpern und damit die hohe Idee des Schwesternberufes zur Anschauung zu bringen sucht. Dazu wird sie nicht aus eigener Kraft gelangen, sondern durch enge Fühlung mit höheren Mächten, durch religiöse Einwirkung, die den ganzen Menschen ergreift und von ihm ausstrahlt. Sie schafft einen festen Mittelpunkt, von dem alles Denken und Wollen bestimmt wird, alles Tun ausgeht, der dem Leben eine innere Einheit gibt, nicht als Rückwirkung eigener Kraft, sondern durch Kräfte einer höheren Welt. Dieses innere Ganzsein wirkt auf den Nächsten, dem es in der Berufserfüllung zugute kommt, harmonisch, beruhigend, erhebend. — Was an idealem Streben in der Schwester liegt, muß sich in ihrer Arbeit erweisen, wenn es auf Wahrheit beruht, nicht auf leeren Worten, flüchtiger Schwärmerei oder falscher Sentimentalität, und wird sie auf dem Wege aufwärts fördern, sie beleben und zur Erreichung ihres Zieles stärken. „Der Mensch ist erst vollständig als ein handelnder, und jeder gute Gedanke, der aus dem Reiche der Liebe stammt, will auch zur helfenden Hand und zu einem befreienden, förderlichen Tun werden. Die Wahrheit und ihr Weg ins Leben sind immer beieinander. Der Idealismus des christlichen Geistes bewährt sich immer an der Realität des Lebens." (L. Wiese.)

Dazu genügt nicht das volle Beherrschen des technischen Teiles der Aufgabe.

Die fundamentale Vorbereitung für den Beruf liegt in der unabläſſigen Arbeit an dem eigenen Selbſt, um den Charakter zu entwickeln, die Eigenſchaften des Gemüts zu vertiefen, den Herzenstakt zu pflegen, „den Gefühlsſinn der Seele". „Jenen Takt, welchen die Mimoſe vor allen Pflanzen, das reine Weib vor allen Geſchöpfen hat; Feinheit und Fülle des Empfindens, die über den Verſtand erhaben iſt und den Verſtand ſelbſt führt und heiligt." (John Ruskin.)

Die Schweſter ſoll es verſtehen oder lernen können, ſich in das Seelenleben ihrer Schutzbefohlenen hineinzudenken, ſich ihren Gemütsſtimmungen anzupaſſen, ihnen nachzugehen, Seelenkräfte wachzurufen und zu ſtärken, die gegen die zermalmende Herrſchaft körperlicher Leiden ankämpfen und ſie geduldig ertragen lehren.

Dazu braucht ſie eigenes, lebendiges Gottvertrauen, großes Feingefühl, gewiſſe Lebenserfahrung und Reife, das Vermögen, ſich von der eigenen Perſon loslöſen zu können und „das, was wir Charakter nennen — jene zurückgehaltene Kraft, die durch ihre bloße Gegenwart ohne Mittel wirkt". (Emerson.)

Ihren Willen muß ſie ſtählen, daß er alle menſchlichen Triebe im Zügel hält, Verhalten und Handeln von ihm regiert und beſtimmt werden, nicht von blinden Affekten. Selbſtzucht ſoll ſie üben lernen, die ſich als Selbſtbeherrſchung offenbart.

Auf Selbſtbeherrſchung baut ſich der Charakter auf, „der vollkommen gebildeter Wille iſt". (Novalis.)

„Die Anlage zum feſten Charakter, das heißt zum Handeln nach feſten Grundſätzen, iſt dem Menſchen angeboren, jedoch der Charakter ſelbſt nicht. Er iſt ſeiner wahren Weſenheit nach Produkt der Erziehung, eigenen Nachdenkens." (P. Eckermann.)

„Charakter ist Zentralität, die Unmöglichkeit, aus seiner Stellung verdrängt oder aus der Fassung gebracht zu werden. Ein Mensch sollte uns das Gefühl einflößen, als ständen wir vor einer starken Masse." (Emerson.)

Groß ist der Einfluß eines starken Willens auf einen schwächeren, er wird zum führenden, zu der geheimen Macht, die die Menschen aufeinander ausüben, zum Segen oder Unsegen.

Die Krone des Charakters ist der Gehorsam gegen das Pflichtgefühl. „Das Pflichtgefühl ist trotz seines Namens nicht eigentlich ein Gefühl, sondern ein Prinzip, welches das ganze Leben durchdringt und sich in der Lebensführung und Handlungsweise offenbart, die beide durch das Gewissen und den freien Willen des Menschen bestimmt werden.

Es ist für die moralische Erziehung von höchster Wichtigkeit und für die Entwicklung eines edlen Charakters durchaus notwendig, daß der Wille darin geübt werde, dem Gebote des Gewissens pünktlich zu gehorchen und so den Trieben der gemeineren Natur zu widerstehen." (Smiles.)

Man wird nicht als Schwester geboren, sondern in Ausübung des Berufs durch alle Anforderungen, Schwierigkeiten und Mühsale zur Schwester erzogen, und diese Erziehung währt das ganze Schwesternleben.

Mit der Schwesterntracht allein zieht man keine Art höheren Wesens an. Im Gegenteil ist die Schwesterntracht geeignet, menschliche Schwächen und Unarten unter dem Vergrößerungsglas erscheinen zu lassen, weil man von einer Schwester manches erwartet, an ihr vieles peinlich berührt und unpassend wirkt, was man jungen Mädchen im Privatleben nachsieht.

Es werden große Ansprüche an sie gestellt, manch hohe und schöne Eigenschaft wird von ihr gefordert. Sie alle kommen zum Ausdruck und gipfeln in der Liebe und Treue.

Die Liebe spricht aus der Selbstlosigkeit, Aufopferung, Selbstbeherrschung, Freundlichkeit, dem Takt, der Ruhe, Geduld, Sanftmut und Verträglichkeit.

Die Treue äußert sich als Gemeinsinn, Loyalität, Gehorsam, Pflichtgefühl, Wahrhaftigkeit, Verschwiegenheit, Gewissen=

haftigkeit, der Sauberkeit, Ordnung und Pünktlichkeit — der Zuverlässigkeit. Sie liegt in der Tapferkeit, die sich in der Furchtlosigkeit gegen eigene Ansteckungsgefahr zeigt, und in der Beharrlichkeit, mit Willenskraft Anstrengungen und Beschwerden im Dienste des Nächsten zu ertragen.

Bringt jede Schwester diesen Tugendschatz mit? Wohl kaum, doch jede, die wahre Liebe zu ihrem Beruf hat, kann ihn zu erringen suchen, und jede gute Schwester muß ihn erstreben.

Nicht jede Frau ist zur Krankenpflege geboren, wie es wohl manchmal heißt. Gerade zu diesem Beruf gehört Anlage, gewisse Begabung und ein ernstes Streben. Auch die Krankenpflege ist eine Kunst, die geweiht wird durch die Liebe.

Alles im Leben will erkämpft sein und errungen; das findet seine vollste Anwendung auf den Schwesternberuf.

„Schwester sein" ist etwas Schönes und Großes. Weil es etwas Großes ist, soll jede, die den Beruf ergreift, nach innerer Vervollkommnung streben, um dem Beufsideal gerecht zu werden. Mitbringen muß jede einen Schatz von Liebe für ihre Mitmenschen und ihre Arbeit — die Begeisterung, die etwas Ganzes will, um etwas Ganzes zu werden; dann wird die geringste und widrigste Arbeit groß und die schwerste leicht. Sie führen alle zu dem einen Ziel, den selbstgewählten Platz im Leben voll und ganz auszufüllen, damit dauernde Befriedigung zu erringen und ausruhen zu dürfen im Bewußtsein treuerfüllter Pflicht. „Die Pflicht ist das Ziel und der Endzweck des erhabensten Lebens. Das reinste Vergnügen wird uns durch das Bewußtsein ihrer gewissenhaften Erfüllung gewährt. Diese Freude vor allen anderen gibt uns höchste Befriedigung — ist am wenigsten mit Bedauern und Enttäuschung gemischt." (Smiles.)

Liebe, nimmermüde Liebe, sie macht jeden Handgriff leicht und weich, jeden Blick freundlich und warm, jedes Wort liebevoll und gut. Sie ist der Sonnenschein, der durch das Dunkel schwerster Leiden bringt und tragen hilft, was solch armes, gequältes Menschenkind oft glaubt, nicht mehr tragen zu können.

Mit wie vollen Händen kann da die Schwester geben, die den rechten Liebesschatz mitbringt, und wieviel empfängt sie selbst dadurch.

Ein ungeahnter Reichtum tritt schon damit in ihr Leben, daß sie in ihrem anstrengenden, aufreibenden Beruf stets die Gebende ist, daß sie ihrer Umgebung nötig, unentbehrlich ist, daß sie herbeigesehnt und vermißt wird, wenn sie fehlt.

Derjenigen, die ihre eigene Person über den ihr anvertrauten Kranken vergißt (und das sollte jede rechte Schwester), wird nicht nur meistens Anhänglichkeit und Liebe von seiten ihrer Pflegebefohlenen zuteil, sondern die Last manch eigener Sorge, die sie drückte, wird von ihr genommen, weil sie keine Zeit hat, ihr nachzuhängen. Kommt am Abend auch für sie die Zeit der Ruhe, hat sie sich im Dienste anderer zu müde gemacht, um eigenen Sorgen nachgehen zu können: ihr Lohn ist das gute Gewissen, mit dem sie ihr Lager zu erquickendem Schlaf aufsucht, der sie zu neuem Tagewerk der Liebe stärken soll.

„Carlyle sagt, das Glück des Lebens bestehe darin, von möglichst vielen geliebt und gesegnet zu werden und viele zu lieben und zu segnen.

Dazu gehört, wie mir immer klarer wird, ein völliges Aufgeben des Selbstischen. Dieses nährt sich zumeist durch eine schlechte Gewohnheit des An-sich-Denkens und muß neben der inneren Ausbildung, die das Beste tut, durch Gewohnheit bekämpft werden. Wenn man sich gewöhnen könnte, tagaus, tagein nie an sich, sondern stets an allgemeine Interessen und an andere zu denken, ich weiß, man hätte den Preis und das Glück des Lebens gewonnen. Von da ab begänne das Leben." (Hilty.)

Erst unter den Leiden und Qualen derer, denen sie helfen darf, erwacht in der Schwester voll und wächst die Erkenntnis, welchen Dank sie ihrem himmlischen Vater für ihre Gesundheit und den vollen Gebrauch ihrer Glieder schuldet, das gibt ihr auch in der traurigen Umgebung ein dankbares Frohgefühl, eine innere Freudigkeit, eine Heiterkeit und Fröhlichkeit in all der ernsten Arbeit, die dem niedergedrückten Kranken das Wohltuende an der Schwester ist, weil es ihm die entschwundene Hoffnung auf bessere Tage wieder näher bringt.

„Echte, wahre Heiterkeit pflegt dem Boden ernster Bestrebungen zu entwachsen und nur auf demselben zu gedeihen." (Diesterweg.)

Nichts Besseres ist, denn daß ein Mensch fröhlich sei in seiner Arbeit, denn das ist sein Teil. (Pred. Salomonis 3, 22.)

Liebe, Güte und Milde soll im Schwesternblick zu lesen sein, der den hilfsbedürftigen Kranken umfängt und sein Vertrauen weckt, das zum Heilfaktor wird. Ausruhen können, im Gefühl des Geborgenseins unter der linden und doch starken Schwesternhand, sollte die Empfindung sein, die die Schwester, die ihren Beruf richtig ausfüllt, in ihrem Pflegling erweckt.

Manche bringt einen Schatz von angeborenem Takt und feinstem Nachempfinden mit, in allen Lagen das Richtige zu treffen, jeden Kranken in seiner Eigenart zu erfassen, ihm wohlzutun, durch ihr Wesen jedem gerecht zu werden.

Immer freundlich, muß sie es doch verstehen, sich mit Bestimmtheit durchzusetzen, wo es das Wohl des Kranken erfordert. Nachgiebig gegenüber kleinen Eigentümlichkeiten, die sein Wohlbehagen erhöhen, darf sie sich nie durch falsche Gutmütigkeit verleiten lassen, ihm den Willen zu tun — entgegen der Anordnung des Arztes. Nicht wortkarg, tut sie gut daran, unnötiges Reden, besonders über persönliche Angelegenheiten, zu lassen, um gegenüber unter ihr Stehenden stets die Würde ihrer Stellung behaupten zu können, Höherstehenden gegenüber nicht aufdringlich zu wirken. Sie lerne es auch, Lob und Anerkennung richtig aufzufassen, als Sporn zu weiterem Streben, nicht als Anlaß zur Überhebung über ihre Mitschwestern, zum Hochmut, zur Selbstgefälligkeit und Anmaßung, die an einer Schwester besonders häßlich berühren, weil man Bescheidenheit in ihr sucht.

Rückert sagt schlicht und treffend:

„Bescheiden seid ihr, wenn ihr annehmt den Bescheid,
Daß ihr, was ihr vielleicht einst werdet, noch nicht seid."

Bescheidenheit im Verhalten und Auftreten zeigen, daß man sich nicht für unfehlbar hält, auf das Urteil Älterer, Erfahrener etwas gibt, sich von ihnen unterweisen und leiten läßt.

Bescheidenheit und Anspruchslosigkeit sind bar aller Begehrlichkeit nach eigener Geltung und Lebensstellung und sehen sich daher immer gefolgt von Zufriedenheit, die von der Anspruchslosigkeit fast untrennbar ist und ihre glückbringende Wirkung bildet: ein Glück, das in die eigene Hand jeder Schwester gelegt ist. Seine Anspruchslosigkeit sich auch als Schwester erhalten, wenn man aus kleineren Verhältnissen durch den Beruf in größere tritt, ist die beste Gewähr, daß die Unzufriedenheit nicht ihren Einzug hält und den Charakter und die Berufserfüllung beeinflußt und beeinträchtigt. Je weniger persönliche Bedürfnisse wir haben, um so freier, um so unabhängiger sind wir von unserer Umgebung. Sparsamkeit soll man lernen und üben nicht aus Selbstsucht und Habsucht, sondern um auch bei kleinen Mitteln eine offene Hand haben zu können und sich damit große Freuden schaffen zu können im Geben. Man soll nur kaufen, was man bezahlen kann. Die Ausgaben sollen angeschrieben werden, damit man einen Überblick über unnötige Ausgaben gewinnt.

Je größer das Können der Schwester wird, um so bewußter muß sie sich der Grenzen dieses Könnens werden und ihrer Stellung nur als Helferin neben dem Arzt. Je größer das Vertrauen des Arztes zur Schwester ist, je größer und selbständiger ihre Arbeit und der Umfang ihrer Hilfeleistungen wird, um so weniger darf sie je vergessen, daß stets der Arzt die Grenzen dieser Dienstleistungen zu bestimmen hat und sich nicht eines Rechtes beraubt glauben, wie es wohl vorkommt, wenn er die ärztliche Arbeit ausführt und ihr die Schwesternarbeit überläßt. Sie hat sich in die Eigenart des Arztes zu finden und auf sie einzugehen, sich ihr anzupassen, nicht er an die ihre.

Bescheiden im Auftreten, doch sicher und bestimmt, bleibe sie im Hintergrunde, wo es not tut; gewandt, aufmerksam und ruhig bewege sie sich, wo es am Platze ist, auch im Vordergrunde, bleibe dabei aber immer anspruchslos, ohne ihre Person zur Geltung bringen zu wollen. Auch hierzu gehört das nötige Feingefühl, Takt, der, wenn er nicht angeboren ist, durch unablässige Selbsterziehung erreicht werden muß.

Das wirksamste Erziehungsmittel ist die Macht des Beispiels, ohne das alles Belehren fruchtlos bleibt. „Je besser wir sind, um so besser sind die Menschen um uns her." (Rothe.)

„Durch Tun kann der Mensch lehren und nicht anders. Wenn er sich selbst mitteilen kann, kann er lehren, aber nicht durch bloße Worte. Der lehrt, der gibt, und der lernt, der empfängt." (Emerson.)

Im Beispiel sollte die Stärke der Genossenschaft liegen, darin liegt auch die große Verantwortlichkeit, die die Schwestern einer großen Gemeinschaft untereinander tragen, weil sie sich am meisten durch gegenseitiges Beispiel beeinflussen und erziehen und den Geist schaffen, der unter ihnen herrscht.

Den Gemeinsinn, den Korpsgeist untereinander hochzuhalten, zu pflegen und zu stärken, ist Schwesternpflicht; kein Verunglimpfen einer Mitschwester zu gestatten oder anzuhören, selbst wenn sie unrecht hat. Sie müssen einander vertreten, in Schutz nehmen und treu zueinander halten in Freud' und Leid. Das gemeinsame Kleid, das Berufskleid, die gemeinsame Arbeit, die gemeinsamen Pflichten müssen das Gefühl der Zusammengehörigkeit immer lebendiger machen, das Standesgefühl, das weiß, was es auf sich zu halten hat, entwickeln und festigen. Jeder Stand legt bestimmte Pflichten auf, die nicht nur nach außen hin verpflichten und vertreten werden müssen, sondern vor allem im Inneren der Gemeinschaft gepflegt werden sollen, um dem Ganzen die ihm zukommende Stellung und gutes Gedeihen zu sichern.

Wie in der Familie die durch die Blutbande verknüpften Glieder durch den Familiensinn die Möglichkeit finden nach ungeschriebenen, aber sie bestimmenden Grundsätzen füreinander einzutreten, miteinander zu tragen, in einem Geist zu leben und zu handeln, muß jede innerlich gesunde Gemeinschaft getragen sein von dem Verantwortlichkeitsgefühl des einzelnen für das Ganze, dem Gemeinsinn, wenn sie sich richtig entwickeln soll. Er muß lebendig in jeder Schwester sein, die sich als Glied einer Schwesternschaft einreiht, und ihr als Pflicht bewußt werden. Über dem Persönlichen muß ihr die Gesamtheit stehen. Gerade das fällt der Frau schwer. Ihre Eigenart ist mehr aufs einzelne gerichtet. Sie verliert sich gern im Persönlichen. Das Bewußtsein der Pflicht gegen die Allgemeinheit ist noch nicht genügend entwickelt, muß erst geweckt und erzogen werden.

Sie hat zu lange nur für die Familie gelebt, wurde nur für sie und das Haus erzogen und dennoch ungenügend gerade in den häuslichen, hauswirtschaftlichen Pflichten, deren wichtige Tragweite sie immer noch unterschätzt. Sie durfte sich nur in der Familie betätigen, wenn sie nicht gezwungen war, sich dem Erwerbsleben zuzuwenden. Sie war abgeschnitten von der Not der Allgemeinheit. Die Pflicht, ihr entgegenzuarbeiten, kam nicht als solche zwingend in den Vordergrund.

Erst seitdem sich der gesunde Drang nach einem ausfüllenden Lebensinhalt für jede Frau immer mehr Bahn bricht, einem Beruf, der ihrer Veranlagung entspricht, der ihre besten Kräfte entwickelt, zur Selbständigkeit erzieht, beginnen auch diejenigen, die vom Erwerb absehen können, sich mehr sozialer Arbeit, Wohlfahrtspflege, Fürsorgetätigkeit nach vorbereitender Ausbildung zuzuwenden, die sie ihre Pflichten gegen die Allgemeinheit, ihre staatsbürgerlichen Pflichten voll verstehen lehrt und sie dazu erzieht.

Die Arbeit in einer und für eine Gemeinschaft, sie sei, welche sie wolle, besonders aber in der Schwesterngemeinschaft, muß ja eben das Bestreben haben, nicht nur persönliche Interessen und Rechte zu vertreten, ihnen Geltung zu verschaffen, sondern die Schwächeren innerhalb derselben zu stützen, zu tragen, zu heben und so das Gedeihen des Ganzen zu sichern, das Ansehen zu heben.

Je größer die Gemeinschaft, je verschiedener die Bildungsstufen, je mannigfaltiger die Veranlagungen, um so größere Aufgaben erwachsen dem einzelnen Gliede zum richtigen Zusammenschluß des Ganzen. Nicht nur für die Entwicklung der eigenen Individualität kann ein Gemeinschaftsglied volle Breite beanspruchen, es muß der Eigenart der anderen gleiche Rechte zugestehen lernen, sich ihr anzupassen suchen, wie es solches für die eigene Individualität von der Umgebung als selbstverständlich annimmt. Gleiche Pflichten, gleiche Rechte muß es heißen.

Das Gemeinschaftsgefühl hat sich auch auf die zu erstrecken, die einem persönlich nicht am Herzen liegen, um der Einigkeit, der großen Sache willen. Kleinliche Häkeleien, Parteilichkeiten sollten der Verträglichkeit der Schwestern untereinander nicht in den Weg treten, ihre großen Berufsaufgaben müssen sie lehren, kleinliche Denkungsart als ihrer unwürdig zu empfinden. Jede Minute, in der du Kleinliches denkst oder tust, geht dem Großen verloren. Wo Menschen in enger, dauernder Gemeinschaft miteinander leben, ist Verträglichkeit zu friedlichem Zusammenleben nötig und des achten Gebots zu gedenken, mit der Auslegung, Gutes vom Nächsten reden und alles zum besten kehren. Die gegenseitigen Schwächen sind mit Geduld und Nachsicht zu ertragen; Andersdenkende nicht mit Schroffheit zurückzuweisen. Bei unduldsamen Naturen ist Vermittlung und Ausgleichung anzustreben.

Dem Guten, das in einer jeden von ihnen liegt, müssen sie gerecht zu werden versuchen, an das Gute glauben, ihm auch in der Mitschwester zur Geltung verhelfen, anstatt sich nur durch die Fehler abgestoßen zu fühlen und die Betreffende als unsympathisch kaltzustellen und ihrem Schicksal zu überlassen.

„Man soll sich nicht ärgern, daß der Rosenstrauch Dornen trägt, sondern freuen, daß der Dornenstrauch Rosen trägt", sagt ein arabisches Sprichwort.

„Laß deinem Bruder Gerechtigkeit widerfahren (das kannst du, ob du ihn liebhast oder nicht), und du wirst dahin kommen, ihn zu lieben, aber sei ungerecht gegen ihn, weil du ihn nicht liebst, und du wirst dahin kommen, ihn zu hassen." (John Ruskin.)

Schwestern einer Gemeinschaft dürfen sich nicht abschließen, als wären ihnen die Mitschwestern kein erwünschter Umgang, sondern sollen vor allem den schwesterlichen Gemeinschaftssinn pflegen, gern im Schwesternkreis sein, sich unter den Schwestern wohlfühlen, zur Anregung und Belebung hineintragen, was sie an geistigen Interessen und Bildungsschätzen mitbringen, um die Mitschwestern zu fördern. Neidlos müssen sie sich an gegenseitigen Erfolgen freuen können, Mutlose anspornen, ihnen beispringen.

Streng sei die Schwester gegen sich und milde im Urteil über die Mitschwester. — Ein Spruch im Berliner Rathaus sagt: „Vergib dir nichts, den anderen viel." In vornehmer Gesinnung vergelte die Schwester, die häßliche Erfahrungen macht, nie Gleiches mit Gleichem und ergreife jede Gelegenheit, auch wo man es nicht um sie verdient hat, helfend beizuspringen, damit entwaffnet sie auch diejenigen, die ihr mit Vorurteil entgegentreten, die sie angreifen. „Aus Menschenliebe, nicht aus Menschenfurcht gilt es Beleidigungen still hinzunehmen."

„Man erkennt die Menschen in ihrem innersten Wesen an der Art, wie sie Verfolgungen und Beleidigungen vergelten." (Hilty.)

Die Berufspflicht soll allezeit allem vorangehen. Nie lasse die Schwester sich selbst auch nur das kleinste Pflichtversäumnis durchgehen. Sich zum Rechten gewöhnen, indem man es täglich und stündlich übt, ist der beste Weg, es zu innerlich Erfahrenem zu gestalten, zur zweiten Natur, zur inneren Notwendigkeit, die zur Kraft wird, sich selbst in innerer Zucht zu halten und Schwächere zu leiten und zu stützen. „Die Zucht, welche die Menschen selbst am glücklichsten macht, macht sie auch am dienlichsten und förderlichsten für andere." (Ruskin.) Aus dieser Kraft erwächst im Lebenskampf die Seelenstärke. Sie wird nicht nur in Erscheinung zu treten haben, wo es zu handeln gilt, sondern auch, wo es tragen, dulden heißt, und gerade hier oft die größere Aufgabe lösen. Sie wird durch Übung erworben werden müssen und sich in der Stellungnahme zu den Schwierigkeiten des Lebens erweisen. Aus dem Mitleid mit dem äußeren und inneren Menschenelend, das der Schwesternberuf besonders nahebringt, aus dem wachsenden Verständnis für die Konsequenzen von Sünde und Schuld, der gewonnenen und zunehmenden Lebenserfahrung entwickelt sich ihre Tochter, die Seelengüte, die in der Selbstlosigkeit zum Ausdruck kommt, in der Milde und im großmütigen Vergeben, im Gerechtwerden gegen den Nächsten. Beide vereint, werden zur Seelengröße, die sich nicht an hohen Geist oder äußeren Adel bindet, sondern jedem, wenn auch schwer, erreichbar ist, der den mühsamen Weg unablässiger Selbstläuterung nicht scheut, um das Höchste zu erreichen — inneren Adel! Hat die Schwester den Gipfel der Seelengröße erreicht, so ist sie auch gegen die mancherlei Dornenhecken des Berufspfades gefeit: sie sucht nicht das ihre!

„Ihr Leben ist ein ewiges Gehen und Kommen, ein Tragen und Heben, ein Schaffen und Bereiten für andere." (Goethe.)

Verbreitete Untugenden, die zu bekämpfen sind.

Das Mutterhaus oder Krankenhaus ist eine Welt für sich und eine engbegrenzte Welt. Ihre Eigenart besteht darin, daß sie durch die großen Anforderungen, die sie beruflich stellt, so ausschließlich in Anspruch nimmt und ausfüllt, daß für andere Interessen zu wenig Zeit und Spannkraft übrigbleibt. Damit liegt die Gefahr nahe, daß auch der geistige Horizont ein engerer wird. Bleibt aber der Horizont klein, verliert die Schwester die Fähigkeit, über sich selbst und ihre nächste Umgebung hinauszukommen, so kann sie sich nicht zu einem selbständig denkenden und urteilenden freien Menschen machen, wird im Fühlen, Denken und Handeln kleinlich und hemmt damit ihre innere Entwicklung.

„Im engen Kreis verengert sich der Sinn." (Schiller.) Dieser Gefahr muß die Schwester zu entgehen suchen, und sie kann es, wenn sie es als Pflicht auffaßt, nicht im Berufsinteresse allein aufzugehen, sondern, soweit es geht, in Fühlung mit der fortschreitenden Zeit und Kultur zu bleiben und sich höhere Lebenswerte zugängig zu machen, sobald sie ihr nahegebracht werden. Damit wird sie eher imstande sein, die täglichen, aufreibenden Kleinlichkeiten im Dienst mit gleichmäßiger Ruhe zu ertragen, sich neue Spannkraft und Frische aus den erhebenden und ausgleichenden Wirkungen zu schaffen, die Musik, Kunst und Literatur in aufnahmefähigen Naturen auslösen.

„Halte dich ans Schöne! Vom Schönen lebt das Gute im Menschen, auch seine Gesundheit." (Feuchtersleben.)

Ein gutes Buch wird zum hohen Genuß, der uns aus der eigenen Welt, dem Alltag und seinen aufreibenden Eindrücken hinausträgt in eine andere Welt, in der wir, Sorge und Gebrechen hinter uns lassend, Höhenluft atmen und dann mit neuer Fröhlichkeit zu der eigenen Welt mit ihren Aufgaben und Anforderungen zurückkehren. Mit frischem Mut gehen wir dann an die Aufgaben, die mühsam und unübersteiglich schienen, und lösen sie spielend aus der neuen Spannkraft heraus.

Smiles sagt: „Gute Bücher sind Schatzkammern voll köstlicher Worte und goldener Gedanken, welche, liebevoll von der Erinnerung gehegt, unsere beständigen Gefährten und Tröster werden. Die Erinnerung an ein schönes, wahres Wort kann uns in Zeiten der Anfechtung ein Engel der Gnade sein, der unsere Seele reinigt und behütet. Sie birgt auch den Keim der Tat in sich, denn gute Worte regen fast immer zu guten Handlungen an."

Zum Seelenbad wird dem bedrückten, durch die Schmerzensumgebung auch einmal belasteten Gemüt der Schwester die reine Harmonie eines schlichten Liedes, die einschmeichelnde, beruhigende, belebende Wirkung guter Musik.

Als Kraftquellen muß die Schwester geistige Werte in sich aufnehmen, die alle guten Anlagen in ihr befruchten und zur Entwicklung, zum Wachstum bringen und ihrer Arbeit den Stempel der Eigenart aufdrücken.

„Denn je treuer ein Mensch seine eigene Kraft zu Rate zieht, desto mehr Verschiedenheit von dem Werke irgendeines anderen wird sein Werk aufweisen." (Emerson.)

Wem die Schwesternarbeit mehr ist als eine mechanische Ausübung erlangter, technischer Fertigkeiten, der bleibt sich bewußt, daß er nicht nur den siechen Körper zu stützen hat, sondern durch Ruhe, Gleichmäßigkeit, Freudigkeit und Frische zerrissene Gemüter aufrichten, ihnen zu verlorenem Gleichgewicht verhelfen kann. Verdrossene, Enttäuschte, Lebensmüde kann die Berufsfreudigkeit der Schwester, ihr harmonisches Wesen, das die innere Befriedigung ausstrahlt, zu neuem Streben anspornen, sie mit frischer Hoffnung für zukünftige eigene Arbeit erfüllen. Rohe, Ungebildete wird sie durch dienende Liebe, durch ihr würdiges Wesen von der Hoheit ihres Berufes überzeugen, sie zur Hochachtung vor ihr bringen können und damit zur willigen Unterordnung. Die Anstrengung, die sie neben ihrer Berufsarbeit durch das Pflegen anderer Interessen auf sich nimmt, kommt durch ihre geistige Entwicklung, ihr inneres Wachstum, ihrer Arbeit zugute. Wie ich bin, so ist mein Sinn, so ist aber auch meine Arbeit, darum ist gleiche Arbeit oft von so ungleichem Wert. „Alle Moralität und Intelligenz, alle Geduld, Ausdauer, Redlichkeit, Methode, Einsicht, Genialität, Energie — mit einem Wort alle Kraft, welche der Mensch hat, steht in dem Werke, welches er verrichtet." (Carlyle.)

Mit der fortschreitenden inneren Entwicklung und dem weiter werdenden Horizont kommt dann auch die Fähigkeit, gegen die Schwächen, Untugenden und schlechten Gewohnheiten anzukämpfen, die in Schwesterngemeinschaften zu den Infektionskrankheiten gehören, die sich am schnellsten verbreiten. Klatschsucht, Unverträglichkeit, Unzufriedenheit sind die Bazillen, die auch in Schwesterngemeinschaften wuchern. Ihre Nährböden sind: Empfindlichkeit, Neid, Eifersucht. Die Vorgesetzten können nur immer wieder auf die Gefahren und die Unzulässigkeit dieser häßlichen, ansteckenden Wucherungen des Charakters hinweisen, ohne sie ausrotten zu können, wenn nicht die Schwestern zur Selbsthilfe greifen. Es liegt in der Hand und dem Willen einer jeden, ob sie als Keimträger oder Keimzerstörer wirken will, ob sie durch ihr angeborene Schutzkräfte oder die Therapie der Jugend- und Berufserziehung immun wird, ist und bleibt oder der Ansteckung zum Opfer fällt. Über die Tragweite des Einflusses, den die verschiedenartigen Elemente einer Genossenschaft durch tägliches und stündliches Beispiel aufeinander ausüben, sind die Beteiligten sich anscheinend durchaus nicht klar, sonst würde manches gute Element nicht leichtsinnig der Ansteckung sich ausliefern und so zur Verschleppung des Giftes beitragen, anstatt ihrerseits auf die Unart aufmerksam zu machen, nicht mitzutun und dadurch die anderen zu beschämen. „Sprich nie etwas Böses von einem Menschen, wenn du es nicht gewiß weißt, und wenn du es gewiß weißt, so frage dich: Warum erzähle ich es?" (Lavater.)

Es liegt oft nur Unbedachtsamkeit, jugendliche Übereilung vor, die sich der Konsequenzen überhaupt nicht bewußt ist. Es ist aber kein Entschuldigungsgrund, daß man Böses nicht beabsichtigt, indem man häßliche oder ungünstige Sachen, meist ohne Beleg für deren Wahrheit, unter den Mitschwestern verbreitet aus Mangel an besserem Gesprächsstoff, sondern man darf das Böse nicht tun, weder aus Gedankenlosigkeit noch aus Freude am unnötigen Schwatzen und Unfrieden stiften. „Es ist besser, mit dem Fuß ausgleiten als mit der Zunge", sagt ein afrikanisches Sprichwort.

Klatschen, Zwischenträgereien oder gar entstellte, vergrößerte Wiedergaben, der Schneeball, der zur Lawine anwächst und auf dem Boden von Neid und Mißgunst solche Dimensionen annimmt, ist häßlich, klein und einer „barmherzigen Schwester" vollends unwürdig. „Charity begins at home", sagt ein englisches Sprichwort: „Barmherzigkeit beginnt zu Hause", dort soll sie vor allem in Schwesterngemeinschaften ständiger Gast sein. Anständige Gesinnung müßte Angriffe auf Abwesende, Verleumdungen, gegen die sie sich nicht verteidigen können, überhaupt nicht aufkommen lassen.

Jede Schwester aber soll wie für ihre eigene Freude und Freudigkeit so für das Glück ihrer Mitschwester sorgen und darüber wachen. Den besten Anfang dazu macht sie in der Schwesterngemeinschaft, wenn sie zu beherzigen lernt: „Hast du etwas wider deinen Nächsten gehört, so laß es bei dir sterben." (Sirach 19, 10.)

Der Einfluß der Vorgesetzten mit den wohlmeinendsten, durchdachtesten Erziehungsgrundsätzen, dem Einsetzen ihrer vollen Kraft zum Heben und Vertiefen des Schwesternsinns ist gering gegen den Einfluß der Schwestern untereinander durch ihr Beispiel und kann bei einer Überzahl ungünstiger Elemente daran scheitern.

Wie die Lebensluft, die uns erhält, durch Ansammlung schlechter Gase nicht mehr die ursprüngliche, belebende Kraft behält, sondern zu einer vernichtenden wird, so wirkt die geistige und sittliche Atmosphäre, die der Einfluß unserer Umgebung für uns bildet, entweder stählend oder erschlaffend, lähmend. Jede Schwester trägt den Leben und Kraft spendenden Sauerstoff oder die vergiftende Kohlensäure durch ihr Beispiel unter ihre Mitschwestern und übernimmt damit die Verantwortung für die Entwicklung des Ganzen mit auf sich. Es darf nie in einer Genossenschaft heißen: „was kommt es darauf an, was ich sage oder tue!" Hilty sagt: „Kein Wort und keine Tat geht verloren. Alles bleibt und trägt Früchte."

„Der Wille der Reinen fließt hinab in die anderen, wie das Wasser aus einem höheren in ein niederes Gefäß läuft. Dieser Naturkraft kann ebensowenig widerstanden werden wie irgendeiner anderen Naturkraft." (Emerson.)

Wer genug Einfluß gewinnt, dem wird gefolgt; gar oft in größeren Scharen auf dem breiten Weg, der zum Mitklatschen führt, als auf dem schmalen Wege der Erkenntnis, daß man lieber schweigt, Häßliches zu einem Ohr hinein- und zum anderen hinausgehen läßt und nicht mitmacht, wenn sich die Klatschenden nicht belehren lassen wollen. Klatschen stellt das Zeugnis von Kleinlichkeit und mangelnder Geistes- und Herzensbildung aus. Bildung liegt nicht nur in aufgenommenen Kenntnissen und Beherrschung der Form, sondern in der Entwicklung zum selbständig denkenden und urteilenden Menschen, durch Erweiterung unserer Kenntnisse und unseres geistigen Horizontes. „Kenntnisse an sich tun es nicht, tiefer geht das Bedürfnis nach Bildung des Gemüts, des Willens, der Phantasie, die sich auf die Lebensideale richtet und ihre Verwirklichung anstrebt." (Wiese.) „Echte Bildung ist harmonische Entwicklung unserer Kräfte. Sie macht uns glücklich, gut und gesund." (Feuchtersleben.) Bildung besteht, kurz gesagt, darin, daß man

Menschenseelen zu dem Besten hinführt und das Beste aus ihnen macht; diese beiden Ziele sind immer zusammen und mit den gleichen Mitteln zu erreichen. Wirklich gebildete Menschen stellen geistig höhere Ansprüche als gedankenloses Geschwätz und geben dem Ausdruck durch mangelndes Interesse dafür und stillschweigende Ablehnung solchen Tones. Sie haben aber auch genügende Bildung des Herzens, um ihrem Nächsten nicht aus kleinlichen Beweggründen wie Empfindlichkeit, Neid und Eifersucht das Leben schwer zu machen, ihm weh zu tun und zu schaden, dadurch, daß sie ihre Zunge nicht genügend zügeln und sie mit ihnen durchgeht. Schweigen lernen zu rechter Zeit ist eine feine Klugheit und fordert einen Grad von Selbstbeherrschung, der so recht geeignet ist, Schwache, von uns Abhängige, wie es die Patienten sind, mit unbegrenztem Vertrauen zu erfüllen, weil sie sich geborgen fühlen.

Wieviel wohltuender wirkt verständnisvolles Schweigen zu rechter Stunde, in dem warmes, feines Verständnis liegt, als ein gutgemeinter Wortschwall, der der Unüberlegtheit entspringt und wehe tun kann.

„Lieber möchte ich sein ein unberedter Weiser als ein beredter Tor." (Cicero.)

Zu rechter Stunde schweigen! Nicht schweigen, weil man sich schaden oder unbeliebt machen könnte durch ein offenes Wort zu rechter Stunde und zu feige ist, sich zu dem zu bekennen, was man für recht hält.

Ebensowenig soll man schweigen, weil man zu geistiger Anstrengung zu träge ist und lieber andere die Kosten der Anregung bei allgemeiner Unterhaltung tragen läßt, oder weil man es aus geistigem Hochmut nicht für der Mühe wert hält, zu den Interessen anderer im Bewußtsein eigener geistiger Überlegenheit herabzusteigen.

Auch das ungezogene Schweigen unsympathischen Menschen gegenüber und das des Trotzes, wenn man sich ungerechterweise beschuldigt oder nicht verstanden glaubt, gehört nicht zu dem erwünschten Schweigen dessen, der es ernst nimmt mit dem Vor-

satz: „Ich will mich hüten, daß ich nicht sündige mit meiner Zunge. Ich will meinen Mund zäumen." (Psalm 39.)
Jeder ernst angelegte, nicht oberflächliche Charakter hat geradezu das Bedürfnis, nach Zeiten des Schweigens, beschaulicher Ruhe, in der erst alles Wertvolle, was von außen an uns herantritt, verarbeitet, verinnerlicht wird, reift und als Ernte denen zugute kommt, mit denen wir leben, und die wir gewollt oder ungewollt beeinflussen mit jedem guten oder unnützen Wort, das dem Gehege unserer Zähne entschlüpft.

„Sei fleißig zu hören, langsam zu reden und langsam zum Zorn" soll jede Schwester sich besonders merken, nie vergessen, daß Reden Silber, Schweigen Gold ist, und sich zur Verschwiegenheit erziehen. Nicht nur für das Gemeinschaftsglied ist das wichtig, sondern auch ganz besonders für die Berufsvertreterin. Es gibt für jede Amtsperson ein Dienstgeheimnis, auch für die Schwester. Privatgeheimnisse, die ihr kraft ihres Amtes und Standes anvertraut werden, die sie sieht oder hört in der Berufserfüllung, darf sie nicht unbefugt offenbaren, ohne sich laut des Paragraphen des Strafgesetzbuches über das Berufsgeheimnis des Arztes, das sich auch auf seinen Gehilfen erstreckt, einer Geldstrafe bis zu 1500 Mark oder 3 Monaten Haft auszusetzen. Was in den Krankensaal und in die Krankenstube gehört, hat nicht über die Grenzen derselben hinauszugehen als Unterhaltungsstoff für müßige Stunden. Wohl können sich die Schwestern über ihre Krankheitsfälle unterhalten, ihre Erfahrung vergleichen, darin voneinander lernen, es muß da aber der Fall von der Persönlichkeit getrennt werden. Privatverhältnisse, Eigenheiten, Mißgestaltungen, auch Diagnosen, die geeignet sind, den Kranken in bösen Leumund zu bringen, untereinander zu erörtern, ist ein Vertrauensbruch, eine Taktlosigkeit, der Schwester als Berufsvertreterin unwürdig und geeignet, berechtigtes Mißtrauen gegen sie zu erzeugen. Das Klatschen hat noch niemandem genützt, aber viel Unannehmlichkeiten, ja Herzeleid angerichtet, also fort damit aus den Schwesterngemeinschaften. Wenn jede ihr Scherflein dazu beiträgt, indem sie nicht mitmacht, stirbt der Schmarotzer an der eingetretenen Hungersnot, und sie wäre eine gesegnete, auch ein Werk der Barmherzigkeit in den vier Pfählen jeder Gemeinschaft.

Neben das Klatschen tritt als Giftträger die Unzufriedenheit, ein Störenfried, gegen den man sich verwahren muß, weil er nach innen und außen Böses schafft. Der Mürrische, Unzufriedene, Räsonierende gräbt sich ja meist selbst sein Grab, er wirkt wie ein nasses Tuch auf seine Umgebung, weil er jedes Feuer, jede Begeisterung dämpft, lähmend wirkt und sieht sich bald isoliert und allein. Die Arbeit der Schwester bringt soviel Schweres, soviel Deprimierendes mit sich, worüber nur die Arbeitsfreudigkeit und ein gefestigter, innerer Halt hinweghilft. Diesen Halt kann die starke, gereifte Schwester der schwachen, werdenden geben, durch ihr Beispiel, ein ermunterndes Wort, warme Anteilnahme an den Schwierigkeiten und tatkräftige Hilfe, wo diese angebracht ist. Wenn die eine oder andere einen schweren Tag gehabt hat, schwierige Kranke zu versorgen, mit ungenügendem Personal zu arbeiten hat und entmutigt den Kopf sinken läßt, welch ein Segen, welche Hilfe wird ihr da durch die Frische, den heiteren Mut einer Mitschwester, die voll Glücksgefühl über die geliebte Arbeit ist und mit dem vollen Verständnis für die Sorgen und Schwierigkeiten der Mitschwester, der Gedrückten durch ihre Auffassung neuen Mut und Kraft zum Ausharren gibt. Durch ihr schwesterliches Mittragen nimmt sie die halbe Sorge von der Bedrückten und lehrt die Mutlose durch hellere Gläser sehen.

"Ihr sollt einander trösten, denn der Weg
Ist oft beschwerlich, und die Füße müd',
Und matt das Herz. Die Last ist schwer zu tragen,
Wenn keiner sich um unser Leid bekümmert!
Und daß wir glücklich waren, scheint ein Traum".

Ihr sollt einander trösten und voll Liebe
Die Hand euch reichen: schon ein güt'ger Blick
Ist Trost und Hilfe, und ein freundlich Wort,
Zur rechten Zeit gesprochen, ist erquickend
Wie Himmelsmanna für ein hungernd Herz.   Trine.

Wie in der Ehe oder in der Freundschaft so in der Vereinsgemeinschaft bilden nicht die leichten, sondern die schweren

Stunden den Prüfstein dafür, was eines dem anderen ist: Segen und Hilfe oder Unsegen und Verderben.

Wieviel die Schwestern einander sein können, unterschätzen sie oft und denken, es genügt, wenn sie ihren Kranken etwas sind. „Soll ich meines Bruders Hüter sein?" Liegt nicht darin der wahre Sinn der Gemeinschaft und ihr Segen, einander zu nützen, einander zu stützen und schützen zum Wohl des Ganzen.

Der Unzufriedene schadet sich, aber auch seiner Umgebung und darüber hinaus all denen, für die der nun ebenfalls unzufrieden Gewordene leben und arbeiten soll, denn es ist nur zu wahr, daß ein Unzufriedener viele macht. Es ist eben auch die Unzufriedenheit ein Infektionsstoff für schwache Seelen, und dabei ist sie wenig einträglich, denn sie bringt nichts und ändert nichts — als schließlich den Charakter, der wird vom schwachen durch das stete Nörgeln und Hetzen zum schlechten.

Unzufriedenheit entsteht aus Begehrlichkeit nach eigener Geltung, nach all dem, was man nicht hat, andere genießen sieht, die man beneidet. Marc Aurel gibt dem Unzufriedenen den Rat: „Lerne wollen nicht, daß die Dinge sich richten nach deinen Wünschen, aber deine Wünsche nach den Dingen, die du hast, sage ich." Und Wilhelm I. sagte: „Das Muß ist hart; aber beim Muß allein kann der Mensch zeigen, wie's inwendig mit ihm steht; willkürlich leben kann jeder."

Scheinbare Bevorzugung gibt den meisten Anlaß zur Unzufriedenheit, zum Neid und zur Eifersucht. Es wird dabei außer acht gelassen, daß an bevorzugte Stellen nicht Lieblinge der Vorgesetzten gerückt werden, sondern diejenigen, die in der Arbeitserfüllung und ihrer Persönlichkeit dem Berufsideal am nächsten kommen. Nicht das Verhältnis zu den Vorgesetzten wirkt bestimmend auf die Arbeitsverteilung, sondern das Verhältnis der Schwester zu ihrer Arbeit; ob sie über ihr steht, Meisterin ihrer Arbeit ist, sie übersieht, sich mit ihr identifiziert, macht sie geeignet für bevorzugte Posten, weil sie dort in ihrer Arbeit vorbildlich wirkt, anspornt, mit fortreißt.

Auf Grund mangelnder Selbsterkenntnis werden von den Schwestern oft Wünsche auf Posten gerichtet, zu denen ihre

Gaben, ihre Veranlagung nicht ausreichen und diejenigen gern als Bevorzugte, als Lieblinge der Vorgesetzten bezeichnet, denen sie ihren Gaben nach zugeteilt werden.

Emerson sagt: „Unser Tun sollte mit mathematischer Richtigkeit auf unserem Sein beruhen. In der Natur gibt es keine falschen Wertschätzungen. Alle Dinge wirken genau ihrer Qualität und Quantität entsprechend und versuchen nichts, was sie nicht können, mit Ausnahme des Menschen. Er ist anmaßend; er wünscht und versucht Dinge, die über seine Kraft gehen." — Jeder Posten, er mag groß oder klein sein, ist eine anvertraute Aufgabe und hat als solche gleichen Wert, wenn ich mein Bestes an ihre Lösung gebe. Kleine Gaben am rechten Platz nützen dem großen Ganzen mehr als große Gaben am falschen Platz. Auch die persönliche Befriedigung der Arbeit wird nur da erschöpfend ausgekostet, wo man seinen Posten ausfüllt, nicht da, wo man nicht an ihn heranreicht. „Gott will einen jeden da haben, wo er seine eigentümliche Gabe auf die am meisten geförderte Weise entwickeln und zugleich betätigen kann." (Rothe.) So sieht sich die Hoffärtige auch wohl mal auf kleinem Posten, damit sie Bescheidenheit und Demut lerne. Es liegt in der Hand jeder Schwester, durch ihre Arbeitserfüllung die kleinste Aufgabe zu einer hochbewerteten zu machen. Vor allem heißt es, treu mit dem Pfunde wuchern, das Gott uns in unseren Gaben anvertraut hat, und über das er dermaleinst von uns Rechenschaft fordern wird. Nicht, ob es der Gaben viele oder wenige waren, sondern ob wir ihnen in Treue gerecht geworden sind, wird in das Buch unseres Lebens eingetragen werden.

Wollte die Unbefriedigte bei der eigenen Person mit der Unzufriedenheit anfangen und mit ihrem Mangel an Arbeitsfreudigkeit, der geringen Berufsauffassung, der fehlenden Selbstlosigkeit, dem unentwickelten Gemeinschaftssinn, dem nicht ausgebildeten Verantwortlichkeitsgefühl für das Ganze unzufrieden sein und vor allem damit aufräumen, würde sie wohl auch die scheinbaren Mängel in ihrer Umgebung mit anderen Augen betrachten lernen. Ist berechtigter Grund zu Klagen vorhanden, sind die Vorgesetzten davon in Kenntnis zu setzen, denen das

Wohl der Betreffenden am Herzen liegt. Offenheit und Vertrauen sind wirksamer als die heimlichen Waffen des Murrens und Hetzens, deren Spitze sich schließlich gegen die falsch Bewaffneten zu eigenem Untergang richtet. — Nur freudige Arbeit gibt wahre Befriedigung! Nur der ehrliche Kampf gegen diese verbreiteten Schwächen in Schwesternschaften und der in die Tat umgesetzte Wille, auch die Mitschwester gut zu beeinflussen, macht die Schwester zu einem sicheren und wertvollen Baustein ihrer Genossenschaft.

>Der Mensch kann, was er will, wenn er will, was er soll,
>Zu diesem ist das Maß der Mannestugend voll.
>Das ist der Zauberbann, womit du alles stillst:
>Wolle nur, was du sollst, so kannst du, was du willst.
>
>Rückert.

Unerläßliche Eigenschaften für die Pflegetätigkeit.

Die Forderungen, die auf dem Krankensaal, der Lehrstätte an die angehende Schwester gestellt werden, sind: Furchtlosigkeit, die sich auf Gottvertrauen gründet, Gehorsam, Wahrhaftigkeit, Aufmerksamkeit, Pünktlichkeit, Ordnungsliebe, Sauberkeit, Zuverlässigkeit und Geduld, mit einem Wort, treueste Pflichterfüllung, die sich aus ernstem Pflichtbewußtsein ergibt. Diese für die Krankenpflegetätigkeit unerläßlichen Eigenschaften sind die Speichen, die das Rad des Dienstes in gleichmäßigem Rollen erhalten.

Das ineinandergreifende Räderwerk eines großen Betriebes kann nur im Gange erhalten bleiben und richtig funktionieren, wenn alle Räder intakt sind. Ein schadhaftes, fehlerhaftes Rad überlastet die guten, nutzt sie früher ab und schädigt den ganzen Betrieb.

Jede Mitarbeitende hat sich vom ersten Tage an den Anforderungen, die die Arbeit stellt, anzupassen, und wenn sie die nötigen Eigenschaften zur richtigen Dienstabwicklung nicht mitbringt, sie sich durch Gewöhnung anzueignen. Selbsterziehung, die von jedem denkenden, erwachsenen Menschen gefordert wird, vollzieht sich am leichtesten durch die Macht des Beispiels, das

Aneignen guter Gewohnheiten und durch die Übung fehlender Fertigkeiten und Tugenden. Paulsen sagt: „Anerzogene Gewohnheiten sind ein sehr wichtiges Stück sittlicher Bildung. Sie leiten das Leben mit Sicherheit von Instinkten." Was wir in unserer Umgebung sehen und hören, prägt sich uns ein und wird als Spiegelbild im eigenen Tun und Gebaren wiedergegeben. Die geistige und sittliche Atmosphäre, die uns umgibt, beeinflußt uns, modelt, bildet, verbildet oder verdirbt uns. Besonders die Frau mit ihrer scharfen Beobachtungsgabe, dem raschen Begriffsvermögen, der großen Anpassungsfähigkeit und ihrem feinorganisierten Empfindungsleben ist solchem Einfluß zugänglich. Sie reagiert besonders schnell darauf, weil sie alle Eindrücke unmittelbar aufnimmt. Der Mensch ist ein Bündel von Gewohnheiten, der Erzogene guter, der Unerzogene schlechter Gewohnheiten. „Sein Charakter ist die Summe seiner Gewohnheiten." (Trine.) Der Ordentliche legt gewohnheitsmäßig alles an seinen Platz, der Unordentliche ist stets auf der Suche. Der Träge legt gewohnheitsmäßig die Hände in den Schoß, der Fleißige kann nie müßig sitzen. Der Reinliche empfindet die Sauberkeit als natürliches Bedürfnis. Dem Wahrheitsliebenden geht ein unwahres Wort nicht über die Lippen. — Der Unaufmerksame sieht und hört das Nächstliegende nicht. — „Gewohnheit heißt die große Lenkerin des Lebens. Daher sollen wir auf alle Weise erstreben, uns gute Gewohnheiten einzuimpfen." (Baco.) Mit gutem Willen kann man sich fehlende Eigenschaften durch Übung zu eigen machen, falsche Anlagen und Neigungen durch unnachsichtliche Strenge gegen sich selbst unterdrücken lernen. Dazu sollen die Lernenden das Beispiel der lehrenden Schwestern auf sich wirken lassen, ihnen nacheifern, in ihrem Sinn arbeiten, bis ihnen die erwünschten und für die Schwesternarbeit erforderlichen Eigenschaften zur zweiten Natur geworden sind. Jede Lehrschwester soll sich bewußt bleiben, daß sie nicht nur lernt und sich erziehen läßt, um selbst eine gute Schwester zu werden, sondern auch um nach ihr Kommenden in der Arbeit als Beispiel, durch ideale Berufsauffassung als Vorbild dienen zu können und erzieherisch in ihrer Genossenschaft zu wirken aus dem Verantwortlichkeitsgefühl heraus für die Gesamtheit. „Erziehung hat immer ideale Zwecke. Wer im angegebenen Sinn erziehen will, auch sich selber, muß die Kräfte kennen und benutzen, welche in diesem Reiche wirksam sind. Die Grundlage aller wahren Lebensidealität ist, das irdische Tagewerk zu vollbringen mit himmlischem Sinn." „Herr, daß ich sehen möge!" „Es ist die Bitte um Erkenntnis des wahrhaften Ideals, was Gott nicht als einen Schmuck in dieses menschliche Dasein verwebt, sondern ihm zur Grundlage gegeben hat. Es ist die menschlichste und eine göttliche Kunst, im Gegebenen das Gute finden und auf diese Weise sehen lehren.

Man muß die Sterne im Auge behalten, wenn man sich auf der Erde orientieren will. Darum hat die Erziehung keine wichtigere Aufgabe, als das in aller Unruhe und allem Wechsel allein Feste, Dauernde und Ewige kennen und lieben zu lehren. — Kein größeres Glück als die wahren Ideale im Herzen tragen, die, wenn alle anderen versagen, nicht aufhören, im Leben Licht und Halt zu geben." (Wiese.)

Wie der Feldherr mit seinen Truppen, arbeitet der Arzt mit seinen ihm unterstellten Schwestern. Ohne Feldherr ist die Arbeit der Truppen ziellos. Ohne Truppen die Arbeit des Feldherrn erfolglos. Beides sind wichtige und doch getrennte Gebiete, zwischen denen der Gehorsam das verbindende Glied bildet. Nur indem die ausführenden Kräfte der planmachenden in die Hand arbeiten, durch genaueste, peinlichste Ausführung der Vorschriften, ist gedeihliche Arbeit zu erzielen. Der Feldherr ist der Arzt, sein Adjutant die leitende Stationsschwester, die Truppen die lernenden Lehr- und Probeschwestern, die von der Pike auf dienen müssen, um nachher selbst lehren zu können. Nur wer gelernt hat, sich unterordnen, sich fügen und dienen, wird imstande sein, zu regieren. Paulsen sagt: „Regieren beruht auf Dienen und Leisten, Dienen gewinnt die Herrschaft, eine stille und friedfertige, aber sichere und wirksame Herrschaft."

Lehrschwestern kommen mit dem Wunsch und guten Willen, sich dem Beruf zu widmen, auf den Krankensaal, meist ohne rechten Begriff über den Umfang der Ansprüche, den gerade diese Arbeit an den ganzen Menschen stellt. Sie sind oft erfüllt von undurchführbaren, der Wirklichkeit nicht entsprechenden Vorstellungen über die Pflege des Kranken, die nicht aus Vorlesen, gelegentlichem Trostzuspruch und zerstreuender Unterhaltung am Krankenbett besteht, sondern aus einer Menge kleiner, mechanischer, ermüdender Dienstleistungen im Stations- und Krankendienst, die, wenn auch nicht dem Kranken direkt geleistet, doch seinem Wohl dienen wie die Sauberkeit in der Krankenumgebung. Diese kleinen Dienste sind nicht unwichtig und gleichgültig. Sie fordern die gleiche treue Pflichterfüllung und oft mehr Selbverleugnung als die interessanteren Verrichtungen am Kranken selbst. Es gibt im Schwesterndienst überhaupt keine Arbeit, die zu gering wäre, solange sie dem Wohle des Kranken dient, ihm nützt. Eine bezahlte Wärterin, die ihren Erwerb im Beruf sucht, mag diese oder jene Dienstleistung abweisen können, unter dem Hinweis, daß es nicht ihre Arbeit sei.

Eine Schwester, die in ihrem Beruf die helfende Nächstenliebe sieht, tut für ihre Kranken alles, womit sie ihnen dient, denn dazu ist sie Schwester geworden.

„Jede Arbeit, auch die geringste und in rauher Wirklichkeit drückendste, die saure, tägliche Arbeit schwerer niedriger Dienste ist eine ideale, wenn sie geheiligt wird: durch Treue, Demut, Selbstverleugnung." (H.)

v. Böhmert sagt: „Jede Arbeit, mag sie hoch oder niedrig, beliebt oder unbeliebt sein, mag sie Kopf oder Hand in Anspruch nehmen, ist als sittliche Pflicht und Vorbedingung wahren Lebensglückes aufzufassen und in Ehren zu halten."

Die lernende Schwester muß es sich zur Pflicht machen, genau nach Anweisung des Stationsarztes und der sie anlernenden Stationsschwester zu arbeiten, selbst wenn ihr mancher Handgriff, manche Arbeitseinteilung auf andere Art bequemer und leichter schiene. Die Verantwortung für die Ausführung der Verordnungen trägt die leitende Schwester, sie muß sie auch für die Leistungen der Lernenden übernehmen. Wer anderen die

Verantwortung für seine Handlungen auferlegt, ist nicht berechtigt, nach eigenem Ermessen zu handeln. Die unerfahrene Schwester kann die Gefahren kleiner Versehen im Dienst noch nicht übersehen und durch unangebrachte Selbständigkeit Unheil anrichten. Bedingungsloser Gehorsam ist Pflicht, doch darf er nicht blind sein. Es würde die Schwester, weil die Anstaltsregel jedem aufgenommenen Patienten ein Bad vorschreibt, einen schwer Herzkranken oder einen im Schock befindlichen Patienten nicht baden, weil sie die Folgen kennt. Keine Maschine soll der Gehorsam aus der Schwester machen, ihre Intelligenz soll ihn unterstützen. Um intelligenten Gehorsam zu erreichen, wird neben die praktische Ausbildung die theoretische gestellt, die den Schwestern das Verständnis für Ursache und Wirkung erschließt. —

Bei erfahrenen Schwestern liegt die Gefahr nahe, jungen Ärzten gegenüber die nötige Unterordnung zu vergessen und zu selbständig zu arbeiten. Das ist falsch und beruflich unerzogen. Der Arzt, auch der jüngste, bleibt der Vorgesetzte der ältesten Schwester, der selbst die Verantwortung für seine Verordnungen trägt. Auch der jüngste Arzt, dem die praktische Erfahrung fehlt, bleibt der alten Schwester, die in der Mitarbeit mit älteren Ärzten wertvolle Erfahrungen gesammelt hat, überlegen, weil ihm die wissenschaftliche Grundlage, die Beherrschung der Theorie zur Seite steht, die ihr fehlt und durch alle Praxis nicht ersetzt wird.

Wohl darf eine erfahrene Schwester, die lange Zeit unter dem Chefarzt gearbeitet hat, einem neuen, jungen Arzt auf taktvolle Art nahelegen, wie der Chefarzt dieses und jenes auf Station wünscht, wenn sie sieht, daß ihm damit gedient ist. Nie aber darf sich die Schwester erlauben, auf eigene Hand Verordnungen zu machen oder vom Arzte gemachte Verordnungen nicht auszuführen, weil sie sie nicht für richtig hält. Die Verantwortung für jede von ihm gemachte Verordnung fällt allein auf den Arzt, die Schwester trägt sie nur für die Ausführung. Ist sie in den Fall gekommen, selbständig handelnd eingreifen zu müssen, hat sie dem Arzt sofort davon Meldung zu machen. Gerade die erfahrene Schwester, die schon mit verschiedenen

Unerläßliche Eigenschaften für die Pflegetätigkeit.

Ärzten gearbeitet hat, weiß, daß in der Krankenbehandlung viele Wege nach Rom führen; sie muß aber ebensogut wissen, daß durch unbefugte Einmischung bei einer nach bestimmtem Plane angelegten Behandlung unvorhergesehene Nebenwirkungen eintreten können, die das klare Krankheitsbild stören. Jede Schwester, ob jung oder alt, soll es sich zur Pflicht machen, jede Unachtsamkeit, jedes Versehen oder auch umgangenen Gehorsam ehrlich einzugestehen. Sie muß stets ohne bemäntelnde Ausrede wahr sein, ohne Rücksicht auf die ihr dadurch erwachsenden Unannehmlichkeiten. Wahrhaftigkeit und Pflichtgefühl stehen in engstem Zusammenhange. — Pflichttreue schließt Unwahrheit in Worten und Handlungen aus. „Wahrheit ist der Gipfel des Seins; Gerechtigkeit ihre Anwendung auf eine Sache. — Eine gesunde Seele steht mit Gerechtigkeit und Wahrheit verbunden, wie der Magnet sich nach dem Pole richtet." (Emerson.) Unwahrheit dagegen ist eine moralische Feigheit, ist eine Erniedrigung des eigenen Selbst, sie untergräbt jedes Gemeinschaftsleben, denn sie säet Mißtrauen. Unwahrheit, mag sie als Lüge, Verleumdung, Heuchelei oder Schmeichelei auftreten, ist häßlich und verächtlich. Durch Unwahrheit wird das Vertrauen der Vorgesetzten erschüttert, durch Ehrlichkeit gestärkt, weil die Schwester mit dem Eingestehen ihrer Fehler beweist, daß ihre Pflichtauffassung ihr höher steht als die Rücksicht auf ihre eigene Person.

Bei unerfahrenen, lernenden Schwestern können durch unwahre Angaben, das Verschweigen gemachter Fehler Gefahren für die Patienten, ja selbst der Tod herbeigeführt werden. Sie können ihr Gewissen für ihr ganzes späteres Leben belasten und zeigen sich untauglich für den erwählten Beruf. Wer nicht wahr und nicht gewissenhaft ist, gehört als unzuverlässig nicht ans Krankenbett und ist zur Krankenpflege unbrauchbar. Nichts darf im Krankendienste als belanglose Kleinigkeit aufgefaßt werden. Jede Anordnung muß genau nach Vorschrift und zur festgesetzten Zeit ausgeführt werden. Wird aus Versehen etwas weggeschüttet, was aufzuheben und zu messen ist, muß es gemeldet werden, nicht das weggeschüttete Quantum schätzungsweise dazugeschrieben werden. Temperaturen, die vergessen wurden zu messen oder zu notieren, dürfen nicht nach Gutdünken vermerkt werden. Abgesehen von der Schädigung, die dem Patienten daraus erwachsen kann, liegt grobe Pflichtverletzung darin, die die Schwester des in sie gesetzten Vertrauens unwürdig macht. Treue im Kleinsten muß allezeit der Schwester Wahlspruch sein und bleiben, denn gerade sie ist sittliche Größe. L. Wiese sagt: „Welch eine Quelle der Befriedigung ist oft das Liebeswirken in den einfachsten Lebensverhältnissen und die Treue in den nächsten Pflichten! Es ist eine Ordnung Gottes in seinem Reich, daß man sich dem Ideal am sichersten nähert, wenn man die gegebene Wirklichkeit richtig schätzt und benutzt." Besonders weil eine gewisse Kraft der Selbstverleugnung dazu gehört, das beste Können an kleine Pflichten zu wenden, wenn man es lieber größeren widmen möchte und könnte. Bei solcher Pflichterfüllung zeigt sich die wahre Hingabe an die erwählte Arbeit, erweist die Schwester durch die Tat, „was sie ist, was sie hat, was sie will und was sie kann". „Das Ideal ist die reinste und schönste Gestalt, welche etwas in unserer Vorstellung, unserem Gemütsleben annimmt." Um das Schwesternideal, das uns vorschwebt, zu verwirklichen, gehört vor allem die volle Erkenntnis der Schwesternaufgabe, das Innewerden der dieser Arbeit zugrunde liegenden Idee. Die rechte Schwester sucht in ihrem Tun und Sein nicht nur persönliche Wünsche zu erfüllen, nach eigener Genugtuung zu streben, das, was interessiert und Freude macht, im Beruf auszuüben, sondern dem Nächsten zu nutzen, gerade in der Ausübung alltäglicher Dienste durch peinlichste Pflichterfüllung, da vor allem, wo sie sich der Kontrolle anderer entzieht und dadurch zur Ehrenpflicht wird. Besondere Gewissenhaftigkeit gebührt den Nachtwachen, bei denen nur die eigenen zwei Augen über dem Wohl und Wehe des Kranken wachen, während am Tage viele Augen offenstehen, jede Unterlassungssünde zu gewahren. Als Ehrensache muß es empfunden werden, in der Nachtwache, so groß die Anforderung oft ist, nicht einzuschlafen. Das Pflichtgefühl, der moralische, innere Berater, der jede gute Tat lehrt, die schlechte mit Unruhe straft und den Willen kräftigt, müssen so rege sein, daß sie den Schlaf nicht aufkommen lassen. Die volle Diensttracht ist bei Nachtwachen beizubehalten, damit jedes unvorhergesehene Geschehnis zur Dienstbereitschaft ausgerüstet findet und Zeitverlust erspart wird. Wechselnde Beschäftigung während der Wache, wiederholte leibliche Stärkung, mit Ausschluß nervenanregender Getränke, die sich durch doppelte Erschlaffung am nächsten Tage rächen, sind zur Erleichterung des Nachtdienstes anzuwenden.

Es hängt in der Krankenpflege soviel von der Zuverlässigkeit des Pflegepersonals ab, daß der Arzt mit seinem ganzen Können am schweren Krankenbett brachgelegt wird, wenn die Schwester ihn nicht in der richtigen verständnisvollen Weise unterstützt. Der Arzt sieht den Patienten nur kurz, zu bestimmten Stunden. Er muß sich auf die Beobachtungen und Angaben der Schwester verlassen, um ein richtiges Krankheitsbild zu erhalten. Ist sie unzuverlässig, nachlässig, unwahr in ihren Angaben, ungenau und unpünktlich in der Ausführung der Verordnungen, so bleibt die Behandlung ohne Resultat, und die Schuld trifft die Schwester, die eben keine Schwester ist, weil sie zu verantwortlicher Arbeit nicht taugt. Zur Pflichterfüllung kann sich die Schwester selbst erziehen, indem sie sich vom ersten Diensttage an kein Pflichtversäumnis durchgehen läßt und unnachsichtlich streng mit sich ist. Sie hat sich vor allem davor zu hüten, ihren Schwächen Vorschub zu leisten, die sonst schließlich die Herrschaft über sie erlangen, sie abhängig von sich machen, anstatt von ihr beherrscht zu werden. Vergeßlichkeit, gegen die Schwestern gefeit sein müssen, weil sie für die Arbeit untauglich macht, kann bekämpft werden, indem man sein Gedächtnis dadurch erzieht, daß man seine Aufmerksamkeit, seine Gedanken während des Dienstes ausschließlich auf die Arbeit richtet. Es gehört ein bewußter Willensakt dazu, aufzumerken, sich auf Gegebenes zu konzentrieren, sich nicht ablenken zu lassen. Wo es sich nicht um Sachen handelt, die das Interesse so lebendig fesseln, daß es zu keinem bewußten Willen kommt, sondern die Wißbegierde, die Aufmerksamkeit unbewußt auslöst, muß das Pflichtgefühl zur Aufmerksamkeit führen. Es ist ratsam, am Tagesschluß die ganze Tagesarbeit am geistigen Auge vorüberziehen zu lassen, um sicher zu sein, daß alle Anforderungen ihre Erfüllung gefunden haben. Ist das Pflichtgefühl immer rege, läßt es dem Gedächtnis keine Ruhe zu Extraausflügen. Ist unbedingter Gehorsam vorhanden, bedarf es keiner Ausreden und Ausflüchte, keiner Schwierigkeit, wahr zu sein und zu bleiben. Wo Wahrhaftigkeit herrscht, ist Zuverlässigkeit vorhanden, und zuverlässige Leute sind aufmerksam und pünktlich. So entwickelt sich eine gute Eigenschaft mit Selbstverständlichkeit aus der anderen. Die Aufmerksamkeit der Schwester hat sich auf die Umgebung des Kranken, soweit sie mit ihren beruflichen Pflichten in Beziehung steht, und die Veränderungen seines Zustandes zu richten, die ihr nicht entgehen dürfen, wenn sie sich in der Krankenbeobachtung üben will. Sie muß sehen lernen, wo es fehlt, ohne darauf gestoßen zu werden. Aufgetragene Verordnungen darf sie nicht nur mechanisch ausführen, sondern soll möglichst den Zweck verstehen lernen, bei jedem bestimmten Fall das Krankheitsbild zu erfassen suchen, denkend arbeiten. Was sie beobachtet und nicht versteht, muß sie sich von der sie anlernenden Schwester erklären lassen, die Stationsschwester von ihrem Stationsarzt, dem intelligente Mitarbeit der Schwester den Krankendienst erleichtert.

Furcht vor der Gefahr eigener Ansteckung darf sie nie beschleichen, sie muß sie für ausgeschlossen halten, wenn sie ihre Pflicht in bezug auf alle Vorsichtsmaßregeln voll erfüllt. Mit Gottvertrauen weise sie jedes Zagen ab, es kann ihr nichts geschehen, was nicht Gott zu ihrem Besten mit ihr vorhat. Und ist es ein Krankenlager, soll es ihr vielleicht zu vollem Verständnis helfen, welch reiches Feld der Möglichkeit in die Hand der Schwester gelegt ist, ihrem Pflegebefohlenen wohl oder wehe zu tun, und daß der Herr ihr damit den Weg weisen will: Gehe hin und tue desgleichen, oder sie sich zu merken hat: Was du nicht willst, das man dir tu', das füg' auch keinem anderen zu. Sie fühlt es am eigenen Leibe: jedes Wort, jede Hilfe, jede Behandlung bekommen ihren Wert durch den Geist der Liebe, in dem sie geschehen. Wohltaten ohne Liebe tun weh; dagegen die Liebe nimmt auch dem Schmerzhaften den Stachel.

Neben die Furchtlosigkeit hat die weibliche Tapferkeit, wie Paulsen sie nennt, die Geduld, zu treten, aus der die Schwester wie aus einem unerschöpflichen Born schöpfen muß bei Tag und Nacht. Wer braucht wohl mehr als sie die Fähigkeit, Leiden und Schmerzen mit Widerstandskraft zu ertragen und mitzutragen, Mühseligkeiten und Widerwärtigkeiten über sich ergehen zu lassen, ohne innerlich davon überwältigt zu werden, dabei Heiterkeit und Gleichmut nicht zu verlieren. Die Geduld wird überall da ständiger Gast sein, wo ihre Mutter, die Liebe, das Zepter führt und sich, solange sie herrscht, durch nichts vertreiben lassen, denn sie ist langmütig wie ihre Mutter und stellt sich wie diese nicht ungebärdig.

„Echte Geduld setzt stets voraus eine große Überlegenheit des Verstandes, gereifte Lebenserfahrung und eine ungewöhnliche Willenskraft; denn geduldig sein heißt: sich überwinden; heißt ertragen können Menschen, Umstände, Leiden, Sorge, Arbeit!

Geduldig sein heißt: immer wieder vom Bösen sich zurückhalten, immer, immer wieder sich zum Guten rufen!

Geduldig sein heißt: mit Gott, mit den Menschen, mit den Umständen verständnisvoll und fortgesetzt rechnen und so mit voller Energie und kräftiger Willensstärke den guten und besten Weg zu gehen.

Geduldig sein heißt: sich ganz besitzen und Herr sein seiner selbst. In Geduld werdet ihr eure Seelen besitzen." (Stille.)

Für die praktische Tätigkeit der Schwester liegt ein Hauptfaktor in der Ordnung, der Sauberkeit und Pünktlichkeit. Sie bilden die Grundlage jeder Krankenpflegetätigkeit und guter Stationsführung. Sie werden als Gewohnheit am leichtesten im Kindesalter anerzogen und bleiben dann dem Erwachsenen treu. Die Schwester, die sie nicht mitbringt, hat sie sich oft unter Mühe anzueignen, fehlen dürfen diese Eigenschaften nie, sie sind im Krankendienst unerläßlich. Dazu ist die bestimmte Haus=

arbeit, die zum Pflegedienst gehört, die beste Schule. Nur wer selbst die Arbeit von Grund aus kennt, ihre Schwierigkeiten und Anforderungen, wird sie richtig beurteilen und lehren können. Außerdem bildet gewisse Hausarbeit ein gesundes Gegengewicht für die nervenaufreibende Tätigkeit der Schwester. Natürlich darf sie weder die Kräfte noch die Zeit der Schwester zu stark in Anspruch nehmen und sie dem Krankendienst, für den sie ausgebildet wird, entziehen.

Pünktlichkeit in der Arbeit ist Vorbedingung zur Ermöglichung glatten Stationsdienstes. Sie ist nicht nur die Höflichkeit der Könige, sondern die Tugend jedes guten Arbeiters, der den Wert der Zeit kennt. Wenn zu einer bestimmten Zeit Verordnungen angesetzt sind, darf um die gegebene Zeit nicht erst alles zusammengeholt, sondern muß damit begonnen werden. Einhaltung strengster Pünktlichkeit bringt eine gewisse Strammheit in die Arbeitserfüllung und diszipliniert den ganzen Menschen, der sie übt.

Ordnungsliebe ist eine der ersten Pflichten: „sie schafft im Leben Freiheit und Ruhe". Eine unordentliche Frau wirkt wie ein Mißton, da jede Frau in ihrer Häuslichkeit oder dem ihr anvertrauten Wirkungskreise den Ton angibt. „Dort ist ihr Reich, dem ihre Eigenart das Gepräge gibt." Eine unordentliche Schwester aber ist eine Unnatur. Sie kann keine Ruhe verbreiten, denn sie ist stets auf der Suche, kein Behagen, weil nichts am rechten Platze liegt oder steht, überall etwas fehlt. Sie wird keine freundliche Umgebung schaffen können, weil sie kein Auge dafür hat, daß etwas zerbrochen, zerrissen oder abgenutzt ist. Im Krankenraum aber muß peinlichste Ordnung zur glatten und schnellen Dienstabwicklung herrschen. Jedes Ding muß seinen bestimmten Platz haben, von dem gleichen Ort geholt werden können und an denselben Platz zurückgelegt werden von sämtlichem Personal, um Zeitversäumnis durch Suchen zu vermeiden. Arbeit ohne Ordnung ist Zeitverlust. „An alle Ordnung knüpft sich der rechte Segen der Arbeit, denn Äußeres und Inneres hängen miteinander zusammen. Äußere geregelte Tätigkeit und innere Gesinnung laufen parallel." (Matthias.)

Unerläßliche Eigenschaften für die Pflegetätigkeit.

Jedes Ding muß seine eigene Bestimmung haben, zu keinem anderen Zwecke verwendet werden. Nichts darf verschwendet werden, da es überall anvertrautes Gut ist, das doppelt zu hüten ist, wenn man sich nicht eines Vertrauensbruches schuldig machen, sondern als getreuer Haushalter erfunden sein will: „Du bist über wenigem getreu gewesen, ich will dich über viel setzen, gehe ein zu deines Herrn Freude." (Matth. 25, 23.)

Es muß das Bestreben jeder Schülerin sein, beim Stations=
wechsel schon nach einigen Tagen die Ordnung in den Schränken und Kästen zu kennen, sich schnell zu orientieren, dazu wird am besten die freie Dienstzeit während der Tagesstunden benutzt, die die Patienten nicht für ihre Person in Anspruch nehmen. Durch Übung lernt es sich bald, in der Umgebung des Kranken sofort alles zu erfassen, was nicht der Ordnung entspricht. Um ihre Patienten an Ordnung zu gewöhnen und sie dazu zu erziehen, hat die Schwester vor allem als Beispiel zu wirken. An ihrem Äußeren ihrer Tracht beobachte sie strengste Ordnung, achte auf glatte, gepflegte Haare, ordentliches Schuhwerk, vermeide auch als gefährlich für ihre Patienten Stecknadeln, wo Knöpfe hin=
gehören, halte Kleider und Strümpfe in Ordnung. Gewohnheit ist der beste Verbündete, um die Ordnung an sich zu ketten.

Untrennbar von ihr ist die Sauberkeit. Sie ist im Kranken=
zimmer schon aus Gesundheitsrücksichten geboten. Sie bildet die Grundlage der Hygiene, der Gesundheitspflege. Sauberkeit ist der sieghafte Feind aller Krankheitskeime. Die kleinen Haus=
arbeiten, die zur Aufrechterhaltung peinlichster Sauberkeit nötig und wichtig sind, dürfen nicht als langweilig und nebensächlich behandelt werden. Eine gute Schwester muß auch ein tadelloses Hausmädchen sein können, wo ihre Berufspflicht ihr derartige Dienste nahelegt, sie muß alles perfekt selbst machen können. Die Kranken, die nicht an Sauberkeit gewöhnt sind, müssen von der Schwester dazu angehalten werden, auch zur regelmäßigen Zahnpflege. Bei längerem Aufenthalt im Krankenhaus kehrt so mancher mit gesteigertem Reinlichkeitsgefühl in sein Heim zu=
rück, empfindet dort den Mangel und hält die Seinen zur Sauberkeit an. Es kann von der Schwester auch auf dem

Gebiet der Sauberkeit auf diese Weise soziale Arbeit geleistet werden. Für die Schwester selbst bildet Sauberkeit den besten Schutz gegen Infektion verschiedenster Art. Sie ist aber für ihre Person auch eine Pflicht gegen ihre Patienten. Durch viele Pflegehandlungen ist die Schwester gezwungen, den Kranken in nächster Nähe zu umgeben, es erheischt schon allein die Rücksicht auf ihn, daß es als eine Wohltat auch nach dieser Richtung von ihm empfunden wird, von der tadellos sauberen Schwester versorgt zu werden. Jeder aufdringliche Geruch an sich, jedes Parfüm ist zu vermeiden, weil sie von geschwächten Personen meist unangenehm empfunden werden, am Krankenbett auch nicht am Platz sind. Als Schwesternparfüm ist nur die Frische tadelloser Sauberkeit zulässig. Die Haare als Ansteckungsträger bedürfen besonderer Pflege, nicht nach der Richtung künstlichen Aufbaues, der ganz unhygienisch ist und mangelnde Schulung der Schwester verrät — unter die Schwesternhaube gehört glattes, schlichtes Haar —, sondern in bezug auf Sauberkeit. Gleichen Zweck erfüllen Bäder und Wäschewechsel für allgemeine Körperpflege. Hautpflege ist wichtig für die durch das anhaltende Stehen und Gehen gefährdeten Füße. Die Haut wird durch Spiritusabreibungen abgehärtet und widerstandsfähiger. Besondere Pflege gebührt den Händen, die auch bei eventueller gröberer Arbeit für den Krankendienst weich, gepflegt und durch kurze, saubere Nägel appetitlich bleiben müssen. Es ist darauf zu halten, daß nach den vor und nach den Krankendiensten und den Mahlzeiten nötigen Waschungen die Hände leicht eingefettet werden, eingehender zur Nacht unter Anwendung von Handschuhen.

Zahnpflege ist nicht zu versäumen, da kariöse Zähne Infektionsherde bilden. Jährlich zweimalige Kontrolle durch den Zahnarzt ist geboten und regelmäßige tägliche Zahn- und Mundpflege, auch um etwaigen Geruch aus dem Munde zu vermeiden, der dem Kranken lästig und peinlich wird.

Mit ihrer eigenen Gesundheit darf die Schwester nicht aus Egoismus oder Verzärtelung ängstlich sein, übertrieben auf sie achten. Sie muß mit ihren Pflegebefohlenen weich, __mit sich hart__ sein, sobald es sich um das Ertragen körperlicher Störungen handelt. Ernste Beschwerden, Übermüdung, Fiebererscheinungen hat sie die Pflicht zu melden und nicht verschleppen zu lassen, um sich ihrer Lebensarbeit, ihrer Genossenschaft, die die Sorge für sie übernommen hat, zu erhalten und selbst die rechte Freude an der Arbeit ihrer Wahl behalten zu können. „Jede Anspannung der Kräfte, wenn sie den Körper nicht erschöpft, geht leicht in Fröhlichkeit über." Arbeit, wenn sie erschöpft, erzeugt Mißmut und Unlust. „Alle gelingende Betätigung natürlicher Kräfte und Fertigkeiten ist von Lust begleitet. Die Lust, die aus der Betätigung von Kräften entspringt, ist vorzüglicher als die Lust am passiven Genießen. Die Freude an der Tätigkeit drängt am wirksamsten die Lust am passiven Genießen zurück." (Paulsen.)

Dazu gehört, daß sich's die Schwester zur Pflicht macht, eine geregelte Lebensweise auch im Dienst, trotz aller Schwierigkeiten, nach Möglichkeit einzuhalten. Sie darf nicht Mahlzeiten übergehen, weil sie zu müde zum Essen ist, sondern muß sich zur genügenden Nahrungsaufnahme zwingen. Sie beginne nie mit leerem Magen anstrengende Tätigkeit und lerne, mit ihren Kräften richtig maßzuhalten.

Ihre vorgeschriebenen Freistunden hat sie in erholender Weise pflichtmäßig auszunutzen, um sich die Freudigkeit in der Arbeit zu erhalten, ihren Pflegebefohlenen Frische und Frohsinn ans Krankenbett bringen zu können. „Ärger und Unzufriedenheit schwächen die Konstitution, da sie eine fortwährende Aufregung mit sich bringen. Heiterkeit ist gleichbedeutend mit Ruhe, denn sie befähigt die menschliche Natur, immer neue Kräfte zu sammeln. Man hat sie den Sonnenschein des Herzens genannt." (Smiles.) Frische Luft soll sie tunlichst aufsuchen, wenn nur durch einen Gang im Garten, wo es geht, bevor sie ihr Ruhelager aufsucht. Sobald die Schwester irgendwie überanstrengt ist, leidet nicht allein sie und ihre Arbeitskraft, sondern auch die Arbeitserfüllung: die Schwester wird reizbar, ungeduldig, unfroh in der Arbeit und macht ihre Umgebung leiden. Sie wird auch durch Überanstrengung leichter empfänglich für Infektionen und Herzmuskelermüdung. — Gefährlich und schädlich ist es, sich durch Reizmittel wie starken Kaffee und Tee oder Wein aufpeitschen zu wollen, sich durch körperliche Beschwerden verleiten zu lassen, gewohnheitsmäßig Medikamente zu nehmen. Die Versuchung für die Schwestern liegt sehr viel näher, weil sie die momentan erleichternde Wirkung kennen und die Erreichbarkeit der Mittel naheliegt. Wiederum müßten Schwestern, denen die traurigen, zerstörenden Folgen der Giftgewöhnung in ihren abschreckendsten Formen unter die Augen und Hände kommen, den ersten Schritt auf der abschüssigen Bahn meiden. Sie sollen auch körperlichen Beschwerden gegenüber sich überwinden und sie ohne Betäubungsmittel ertragen lernen, aus Pflichtbewußtsein und um sich des Vertrauens nicht unwert zu machen, das in sie gesetzt wird, durch freie Verfügung über die Medikamente der Station.

„Ohne Pflichtgefühl strauchelt und fällt das Individuum bei dem ersten Anprall des Mißgeschicks oder der Versuchung, aber durch seine Kraft gestärkt wird auch der Schwache kraftvoll und mutig." (Smiles.)

Das Pflichtbewußtsein, das das Fundament für die ganze Schwesterntätigkeit und die persönliche Berufserfüllung sein soll, muß es der Schwester, wenn es der Dienst erfordert, auch leicht machen, mit fröhlichem Gesicht auf eine zerstreuende Ausspannung zu verzichten. Sie soll vorübergehend größere Anstrengungen freudig auf sich nehmen, wenn es von den Vorgesetzten im Interesse der Kranken verlangt werden muß. Wer sich erziehen will oder erzogen werden soll zu einem Beruf von den weitgehenden Anforderungen, wie sie der Schwesternberuf an den ganzen Menschen stellt, körperlich, geistig und seelisch, muß dem Erziehungsgrundsatz des Philosophen Paulsen entsprechen können: „Lerne gehorchen, lerne dich anstrengen, lerne dir etwas versagen!"

Dienstliches Verhalten.

Da nicht nur das praktische und theoretische Können die Schwester zur Schwester macht, sondern vor allem ihre Berufserfüllung, die Art, sich zu geben, ihr Wesen, so unterliegt auch ihr Benehmen im Berufsleben bestimmten Regeln, die, soweit sie von den gesellschaftlich üblichen Formen abweichen, rein offizieller Natur sind, wie die Sitte des Zuerstgrüßens auch männlichen Vorgesetzten gegenüber im Dienst.

Das Krankenhaus bleibt, auch wenn die Schwester vorübergehend ihr Heim darin findet oder es ihr Mutterhaus ist, für sie die offizielle Arbeitsstätte, in der sie eine bestimmte dienstliche Stellung zu vertreten hat. Sie ist die ihren Vorgesetzten Unterstellte, die ihrem unterstellten Personal Vorgesetzte und den von ihr versorgten Patienten Übergeordnete. Wie wir uns anders in unserer eigenen Häuslichkeit geben können als auf der Straße, anders in der Kirche als an einem Vergnügungsort, so muß auch von den Schwestern an ihren verschiedenen Arbeitsstätten auf dienstliche Haltung und Führung geachtet werden. Die soziale Stellung der Schwester kommt dabei nicht in Betracht, ebensowenig die Ansprüche, die ihr dadurch im Privatleben zustehen. Nur die dienstliche Stellung ist maßgebend, und das genaue strenge Einhalten derselben ist der beste Beweis guter Disziplin und des Verständnisses der Schwester für ihre Stellung als offizielle Persönlichkeit.

Aus der Art des Menschen sich zu geben, aus seinem Benehmen werden selbstverständlich Rückschlüsse gezogen auf Gesinnung, Veranlagung und Bildung; darum ist das Benehmen auch nicht als gleichgültige Äußerlichkeit aufzufassen. „Das Betragen ist ein Spiegel, in dem jeder sein Bild zeigt." (Goethe.) Eine Äußerlichkeit und heuchlerische Maske ist das Benehmen nur da, wo die äußere Politur dem inneren Kern, der Gesinnung nicht entspricht. In solchem Fall ist die rauhe Schale, die einen guten Kern birgt, wertvoller, denn sie ist Wahrheit. Echte Bildung aber wird auch in der guten, äußeren Form zum Ausdruck kommen, in der Höflichkeit, weil sie inneres Bedürfnis ist, der Rücksicht auf den Nebenmenschen entspricht und der schuldigen Achtung voreinander. „Es gibt eine Höflichkeit des Herzens, sie ist der Liebe verwandt. Aus ihr entspringt die bequemste Höflichkeit des Betragens." (Hilty.) Takt und Güte sind die Wegweiser zu natürlich gutem Benehmen. Sie lehren die Gefühle des Nächsten schonen, indem man sich nicht in schlechten Angewohnheiten gehen läßt, nicht berührt, was ihn verletzt, Achtung vor seinen Ansichten hat, auch wenn man sie nicht teilt, nicht prahlt mit dem, was man vor anderen voraushat, sie das eigene Übergewicht nicht empfinden läßt, nicht Herablassung zeigt, wo Freundlichkeit am Platze ist, und nicht nach dem Munde redet, sich einzuschmeicheln sucht um äußerer Vorteile willen, anstatt dem eigenen Selbst treu zu bleiben und seine Würde zu wahren. Die Geburtsstätte guten Betragens ist die gute Kinderstube, der Entwicklungsweg die Gesellschaft, in der man sich bewegt, vor allem die häusliche Umgebung. Gute Manieren sind die Scheidemünze im täglichen Verkehr, die ihn erleichtern, ihn verschönern, ihn veredeln, wenn sie in bereitwilliger Selbstverleugnung, der Eigenart des Nächsten, durch persönliche kleine Opfer im Verhalten Rechnung tragen, anstatt aus Selbstsucht und Taktlosigkeit Gefühle anderer zu mißachten, sie mit Füßen zu treten, wie das der Unerzogene im Gegensatz zum Wohlerzogenen mit Vorliebe tut.

„Es gibt kein äußerliches Zeichen der Höflichkeit, das nicht einen tiefen, sittlichen Grund hätte. Die rechte Erziehung wäre, welche dieses Zeichen und den Grund zugleich überlieferte." (Goethe.)

Im Dienst sind von den Schwestern nicht nur weibliche, sondern auch männliche Vorgesetzte zuerst zu grüßen, was anfangs allen Schwestern schwer wird, Überwindung kostet und zu steten Kontroversen führt, die der Sache eine unnötige Wichtigkeit geben. Peinlich wirkt sie erst, wenn sie auf Zwang erfolgt. Der richtige Weg ist, diese Pflicht einfach als Dienstparagraphen wie jeden anderen zu betrachten und freiwillig zu erfüllen, als im Dienst geboten, auch wenn er nicht der jeder Frau durch das Abc der Erziehung eingeimpften schicklichen Form entspricht. In England, wo die Dame dem Herrn erst durch ihren Gruß gestattet, denselben zu erwidern, wird diese Hospitalregel keinem Widerstreben von weiblicher Seite begegnen, weil sie sich der anerzogenen Schicklichkeit anpaßt. Die jüngsten Ärzte sind gegen Unterlassungssünden nach der Richtung am empfindlichsten und geneigt, sie als mangelnde Anerkennung ihrer Autorität seitens der Schwester aufzufassen. Sie bleibt eine leere Form, wenn sie nicht innerlich begründet ist und auf der Überlegenheit des Vorgesetzten basiert.

Der Arzt, jung oder alt, der den Schwestern als Arzt und Mensch in seiner Arbeit am Krankenbett an Pflicht, Treue, Beherrschung seiner selbst und seines Fachs vorlebt, was er von ihnen als Krankenpflegerin und Mensch im Krankendienst fordert, bedarf keiner äußeren Unterstützung seiner Autorität. Er wird mehr besitzen als Autorität, die Hochschätzung und das Vertrauen seiner Schwestern und damit die besten Bundesgenossen in der gemeinsamen, verantwortlichen Arbeit und in der Abhängigkeit voneinander zu ihrem Gelingen. Junge Ärzte können sich scheinbar nicht in das weibliche Empfinden hineindenken, dem es gegen die Natur geht, sich als Frau des Vorrechtes eines Beweises der Achtung von seiten des Mannes, das die gute Sitte verleiht, zu begeben, gerade an dem Platz, wo sie sich durch Betätigung echter Weiblichkeit in ihrer Berufserfüllung ein Anrecht auf vollste Achtung erwirbt.

Es handelt sich hier aber nicht um Ansichten, sondern um Dienstparagraphen, die wie alle anderen zu erfüllen sind, wo sie bestehen und wo es sich nicht um Vereinskrankenhäuser handelt, in denen die Ansichten der Oberin auch in diesem Punkt ins Gewicht fallen und sich Geltung verschaffen können. Widerstreben und Auflehnung sind hier von seiten der Schwestern unangebracht. Es ist ein Brauch, der sich von selbst überleben wird, jetzt noch eine Sitte, der genügt werden muß, und ein lautes „guten Tag" im Vorübergehen erledigt die nach dieser Richtung gestellten Ansprüche. Nicht erwiderte Grüße berechtigen nicht zur Unterlassung. Eine beabsichtigte Kränkung darin zu suchen oder eine Nichtachtung, wäre Beleidigung für den Arzt, der seiner Erziehung damit ein Armutszeugnis ausgestellt haben würde. Ein vorsätzlich nicht erwiderter Gruß wäre, wenn Beleidigung nicht beabsichtigt wird und nicht Zerstreutheit vorliegt, bei einem gebildeten Menschen undenkbar. Schlechte Manieren anderer gegen uns setzen nie uns herab, sondern fallen auf die Formlosen zurück, berechtigen aber nicht zu Formfehlern unsererseits und entschuldigen sie nicht. Bei dienstlichen Anreden, auch männlicher Vorgesetzter, wird als dienstliche Haltung aufgestanden, ebenso wenn dieselben dienstliche Räume betreten. Bei gleichzeitigem Verlassen des Zimmers wird auch bei männlichen Vorgesetzten zurückgetreten und ihnen der Vortritt gelassen, wie die gesellschaftliche Form dieses der Frau nur der jüngeren vor der älteren vorschreibt, der niederen Rangklasse vor der höheren.

Für die weiblichen Vorgesetzten gelten die gleichen Regeln. Privatzimmer werden nicht ohne Anklopfen betreten. Bei verspätetem Eintritt Vorgesetzter zu gemeinsamen Mahlzeiten wird aufgestanden. Erteilte Aufträge werden nicht mit Ja und Nein bestätigt, sondern der Titel der Betreffenden angefügt. Gleiches gilt für Anreden Vorgesetzter. Bei Kontrollbesuchen übernimmt die leitende Schwester die Führung und Auskunft, indem sie sich zur linken Seite der Vorgesetzten hält. Durch gute Manieren, die wir haben oder uns aneignen, veranlassen wir unsere Umgebung zu gleichem Tun gegen uns.

Die Basis eines guten Verhältnisses zwischen Vorgesetzten und Untergebenen soll der Gehorsam bilden. „Oboedientia, quae superioribus praestatur — Deo praestatur." — „Der Gehorsam, den man den Oberen leistet, wird Gott geleistet." Gehorsam, der willig und freudig erfolgt, stärkt das Vertrauen und erübrigt scharfe Kontrolle, Ungehorsam verschärft sie. Leichter wird der Gehorsam, wo Liebe und Vertrauen den Vorgesetzten entgegengebracht werden, persönliche Anhänglichkeit und das Abhängigkeitsgefühl durch die Überlegenheit der Vorgesetzten wach erhalten bleiben und, wo es gelingt, das Verantwortlichkeitsgefühl für die große Sache, der jede einzelne mit ihrem Gehorsam dient, zu stärken und immer mehr zu entwickeln. „Freiwillige Abhängigkeit ist der schönste Zustand, und wo wäre der möglich ohne Liebe." (Goethe.) Das Vertrauen wird aus der Liebe geboren, ebenso wie ihre Schwester, die Geduld. Vertrauen ohne Liebe ist ebensowenig denkbar wie Liebe ohne Geduld. Nur Vertrauen bildet ein sicheres Fundament alles Gemeinschaftslebens. Aber selbst, wo dieses persönliche Band fehlt, muß das Pflichtgefühl zum Gehorsam führen, von dem gerade in diesem verantwortungsvollen Beruf soviel abhängt. Gehorsam und Liebe kommen im Benehmen durch Ehrerbietung zum Ausdruck, die die Anerkennung der Autorität beweist und der Überlegenheit dessen, sowohl seinem Wollen, seinem Wissen als seinem Können nach, dem wir uns willig unterordnen. Wo Ehrerbietung im Benehmen fehlt, liegt entweder mangelnde Erziehung vor, die nicht über die Beherrschung der Form verfügt, oder es liegt, was viel schwerer wiegt, unehrerbietige Gesinnung zugrunde, die nicht in einen Genossenschaftskreis gehört. Mangelnde Manieren können mit gutem Willen gelernt und bald beherrscht werden. Unehrerbietige Gesinnung aber tritt entweder als gewollte und bewußte Ungezogenheit zutage oder, wo sie durch Höflichkeit verschleiert wird, zeitigt sie Heuchelei und Unwahrhaftigkeit, die nicht in den Schwesternkreis gehören.

Auf dem Krankensaal ist die direkte Vorgesetzte der Schülerin nach dem Arzt die leitende Stationsschwester, der sie sich unterzuordnen hat, deren dienstliche Anweisungen sie auch nicht sitzend entgegennimmt. Dem Arzt gibt die Schülerin im Beisein der leitenden Schwester keinerlei Auskunft, das wäre ungehörig und vorlaut, sie spricht dienstlich nur, wenn sie gefragt wird. Über Kranke hat sie deren Angehörigen bei Anwesenheit der leitenden Schwester auch keinerlei Auskunft zu geben, sondern dieses der Schwester zu überlassen. Bei Abwesenheit derselben verweist sie die Fragenden an den Stationsarzt. Die Lehrschwester soll den Krankensaal nie ohne Erlaubnis und Wissen der Stationsschwester verlassen. Während der Dienstzeit haben Besuche der Schülerinnen untereinander auf Station zu unterbleiben, ebenso Privatbesuche. Die Dienstzeit gehört der Arbeit und soll besonders von der Schülerin allein dafür ausgenutzt werden. Stationsschwestern können eher beurteilen, wann sie abkömmlich sind. Lernende Schwestern, die im Lehrjahr ein bestimmtes Pensum zu absolvieren haben, können jederzeit auf Station etwas lernen, sollen die gegebene Lehrzeit voll ausnutzen, sich nicht ablenken lassen und sich auf die Arbeit konzentrieren lernen. Beim Leihen von Krankenpflegeartikeln auf anderen Stationen darf nichts ohne Genehmigung der Stationsschwester entliehen werden. Handelt es sich um Wichtiges, das keinen Aufschub duldet, und es ist ärztliche Visite, hat sich die Schwester zuerst beim Arzt zu entschuldigen, sich dann erst an die Stationsschwester zu wenden.

Im Krankensaal sollen sich die Schwestern nicht an Betten und Tische lehnen, auf die Betten oder die Lehnen der Armstühle setzen. Bei den ärztlichen Visiten hat auch die Schülerin am Krankenbett aufmerksam zu folgen, auch wenn ihr in der ersten Zeit viel entgeht, weil ihr noch für vieles das Verständnis fehlt. Sie achte aufmerksam auf die Winke der Schwester, um Notwendiges herbeizuholen, und sei jederzeit zu Handreichungen für den Arzt bereit, die ihr zukommen. Wenn durch die ärztlichen Visiten Mahlzeiten der Schwestern unterbrochen werden, sind diese erst nach Schluß der Visite fortzusetzen, auch von der Schülerin. Die Haltung der Schwester muß immer dienstlich stramm sein. Weder im Krankensaal noch auf den Korridoren ist lautes Unterhalten und Lachen zulässig, ebensowenig Arm in Arm zu gehen. Sie sollen sich <u>untereinander mit ihrem Schwesterntitel anreden</u> nicht über den Krankensaal <u>weg mit ihren Vornamen rufen.</u> Selbst die jüngste Schwester, die noch über kein Können verfügt, wird durch die Tracht zur Respektsperson und muß in ihrem Verhalten immer der Würde eingedenk bleiben, die die Schwesternhaube verleiht und verlangt. Bei den gemeinsamen Mahlzeiten soll es nicht laut und lärmend hergehen und kann trotzdem vergnügt und anregend zugehen. Auch untereinander sollen Schwestern sich nicht beim Essen und den dabei zu beobachtenden Formen gehen lassen. Gute Manieren sind nicht nur mit dem Sonntagskleid anzuziehen und zur Schau zu tragen, wenn man sich beobachtet weiß, sondern sie müssen zur zweiten Natur werden und persönliches Bedürfnis sein, wenn sie natürlich wirken und angenehm berühren sollen. Man wird von Unbekannten stets erst nach dem „Schein", dann nach dem Sein beurteilt. Der Bildungsgrad kommt auch in der äußeren Form zum Ausdruck und wird nach ihr eingeschätzt, wie zum Beispiel die Handhabung von Messer und Gabel, das Benehmen bei Tisch Rückschlüsse auf die Erziehung zuläßt. Bei guter und zwangloser Beherrschung der Form fällt auch die Unsicherheit im Verkehr mit Fremden fort und verhilft der ganzen Persönlichkeit zu einem sicheren, beherrschten Auftreten, das Vertrauen erweckt. Ältere Schwestern sind bei den gemeinsamen Mahlzeiten zuerst zu versorgen. Wer dienstlich gezwungen ist, vor Schluß der Mahlzeit und dem Tischgebet aufzustehen, entschuldigt sich bei der Dienstältesten. Zu den Mahlzeiten ist, ohne dienstliche Behinderung, pünktlich zu erscheinen, nicht in weißen Dienstmänteln, die bei der Arbeit getragen werden. Auf tadellose Hände und Haare zur gemeinsamen Mahlzeit ist aus schuldiger Rücksicht aufeinander zu halten.

Richtige Zeiteinteilung bei der Arbeit und richtiges Anstellen der Mitarbeitenden ermäßigt das Hasten und Jagen, das aufreibend wirkt. Ruhiges stetes Arbeiten schafft mehr, beunruhigt und belästigt die Kranken weniger. Bei gemeinsamer Arbeit haben die Dienstjüngeren sich der Dienstältesten unterzuordnen, da die Arbeitsleitung in einer Hand ruhen muß, wenn der Dienst sich glatt abwickeln soll. Den sie beobachtenden Patienten dürfen sie nie das Schauspiel der Unverträglichkeit geben und sie die etwa herrschende Unstimmigkeit merken lassen, das untergräbt ihre Autorität und nimmt den ihnen unterstellten Kranken den Respekt vor ihnen. Das bezieht sich nicht nur auf die Schwestern einer Gemeinschaft, sondern auf alle, die im gleichen Sinn treuer, aufopfernder Pflichterfüllung ihre Schwesterndienste an dem Nächsten tun. Der Geist, in dem die Arbeit getan wird, schließt zusammen, auch wenn das Kleid und die Form der Berufserfüllung sie äußerlich unterscheiden. Gehässigkeit und Herabsehen der einzelnen Verbände und Berufsformen untereinander wirken abstoßend, kleinlich auf Außenstehende und entsprechen wenig der Würde und dem eigentlichen, wahren Geist der Krankenpflegetätigkeit, dieser Arbeit der Nächstenliebe. Es bedarf bei erzogenen und gebildeten Menschen eigentlich nicht erst der Erwähnung, daß alle Schwestern, seien sie aus welcher Organisation sie wollen, sich kollegial zueinander stellen müssen, solange die Würde des Standes von ihnen gewahrt wird, die Pflichterfüllung einwandfrei ist, somit der Schwestername ihnen zukommt.

Sie müssen dazu gelangen, Zorn, Ärger und Verdruß im Zusammenleben und -arbeiten zu unterdrücken und Gelassenheit zu bewahren. Nur durch Ruhe, festen Willen und Konsequenz werden sie seelische Erregungen niederzwingen lernen und sich unabhängig erhalten von wechselnden Stimmungen und Gefühlen, von Launen, die immer ein Zeichen innerer Schwäche sind, mangelnder Widerstandskraft der Seele gegen äußere Einflüsse und Einwirkungen. Sie sind geeignet, das Miteinander- und Untereinanderarbeiten sehr zu erschweren und die Arbeitsfreudigkeit zu beeinträchtigen. Für die lehrende Schwester ist das wirksamste Mittel, um gedeihliches Zusammenarbeiten zu erreichen, als Vorbild zu dienen und im Belehren und Erziehen Erfolge zu erzielen, daß sie ihre Ruhe bewahrt, sich nicht vom Moment hinreißen läßt und nicht zu schnell die Geduld verliert, die das wahre Attribut leitender Erziehungsarbeit ist. Die Gelassenheit ist eine Form der Selbstbeherrschung, mit der erzieherisch mehr erreicht wird als durch Heftigkeit und andauerndes Schelten. Wer um jede Kleinigkeit leidenschaftlich aufbraust, steht unter fremder Gewalt, ist unfrei, weil er nicht Herr seiner Erregung wird. Wie in dem Blut des Menschen angeborene Schutzstoffe enthalten sind, die Gifte unwirksam machen können, verfügt auch die Seele über Widerstandskräfte gegen moralische Schwächen, wenn wir sie uns durch stete Übung wirksam erhalten. In der Selbstüberwindung und Selbstbeherrschung liegt die Gegenwehr der Seele gegen innere Stürme, die sie um das Gleichgewicht bringen wollen, als beste und sicherste Gegenwirkung gegen alles, was uns im täglichen Leben übermannen will, sei es Fassungslosigkeit bei Unvorhergesehenem, Mutlosigkeit im Kampf, Verzagtheit im Leiden, Reizbarkeit bei Überanstrengung, Verdrießlichkeit bei kleinen körperlichen Beschwerden. Die Gelassenheit ermöglicht klare Urteilsfähigkeit, während Heftigkeit sie trübt, sie erweckt Vertrauen und fördert den eigenen Charakter. „Die Frucht der Selbstbeherrschung, die in den

Tugenden, der Genügsamkeit, der Tapferkeit, der Geduld, der Beharrlichkeit und Gelassenheit sich vollenden, ist die innere Ruhe und Heiterkeit des Gemüts." (Paulsen.)

Streng hüte sich die Schülerin bei dem steten Wechsel der Lehrstätten von Station zu Station zu tragen und in dem mißverstandenem Bemühen, ihrer leitenden Schwester etwas Angenehmes zu sagen, sich abfällig über das Arbeiten auf anderen Stationen zu äußern und Vergleiche zuungunsten der letzteren zu ziehen, sie schadet sich nur selbst dadurch. Zur Kritik fehlt ihr Können, Verständnis und Reife, die sich erst mit der Erfahrung einstellen und milde Richter zu sein pflegen. — Ebensowenig, wie Schwestern berechtigt sind, sich über Krankenhaus, Vereinsverhältnisse und im Dienst zu ihrer Kenntnis gekommene Angelegenheiten ihrer Patienten zu äußern, ohne sich strafbar zu machen, so wenig wünschenswert und zulässig ist eine Unterhaltung über ihre Privatverhältnisse, wenn es sich nicht um persönlich nahestehende und erprobte Menschen handelt, und führt zu schlechten Erfahrungen. Vertrauen ist ein Geschenk, das nur Berufenen gebührt und mit Vorsicht und Auswahl vergeben werden sollte. Mit ihren Privatverhältnissen renommieren oder gar imponieren zu wollen, ist ganz unzulässig und immer ein Mangel an Feingefühl. Es wirkt auf zartfühlende und gebildete Menschen unfein, peinlich und stößt ab. Indiskrete Fragen werden in höflicher Form damit abgewiesen, daß es den Schwestern nicht gestattet ist, über Privat- und Vereinsverhältnisse zu sprechen.

Das Verhältnis der Lehrschwester zu der sie anlernenden Schwester sei das williger Unterordnung und vollen Vertrauens. Gerade strenge Lehrerinnen, die es mit ihren Pflichten ernst nehmen und denen die Anfängerinnen es, wie sie meinen, nie recht machen können, sind die für die Ausbildung wertvollsten. Das wird der Lernenden meist erst nachträglich klar. Strenge ist ein Zeichen echter Liebe und wahren Verständnisses für die Verantwortlichkeit der erzieherischen Aufgabe, wenn sie als Mittel wahrer Förderung des Nächsten angewendet wird. Sie ist es sehr viel mehr als die beliebtere Gutmütigkeit, die meist Schwäche bedeutet. Sie hat weniger mit Liebe als mit Selbstsucht zu tun, der die eigene Bequemlichkeit, die Rücksicht auf eigene Vorteile, die angenehme Beliebtheit wichtiger ist und näher liegt, als die übernommene Aufgabe zu fördern. Solche Persönlichkeiten lassen nicht nur bei anderen, sondern auch bei sich selbst gern fünf gerade sein. Das Anlernen von Schülerinnen ist bei großem Betriebe eine schwere Aufgabe, das dürfen die Lehrschwestern nicht vergessen, wenn sie sich ihre Lehrmeisterin geduldiger wünschten. Sie können sich dabei gleich merken, daß sie ihren zukünftigen Schülerinnen für die Anfangszeit Nachsicht entgegenzubringen haben, weil der Sprung aus dem Privatleben in das Anstaltsleben mit seinen vielen, neuen Eindrücken und großen Anforderungen ein gewaltiger ist. Im Auge sollen sie auch behalten, daß man Untergebene nie in liebloser Weise und nicht vor anderen tadeln soll. Abgesehen davon, daß es einen Mangel an Zartgefühl dokumentiert, der Schonung und dem Verständnis für die Gefühle der Mitschwester nicht entspricht, erregt es leicht Mißtrauen gegen das Können der Getadelten und erschwert ihre Arbeit an den Kranken. Verweise sind ohne Empfindlichkeit als Sporn gründlicher zu werden, ohne Gegenrede und beleidigte Mienen aufzunehmen. Anlaß zur Wiederholung des gleichen Vorwurfs zu geben, müßte als ehrenrührig empfunden und vermieden werden. Wer sich schon im Lehrjahr zu klug dünkt, um von anderen zu lernen, wird es nie zu etwas Rechtem bringen. Mutlosigkeit infolge von Verweisen ist meist nur gedemütigte Eitelkeit, der es immer auf den gemachten Eindruck ankommt, den Beifall anderer, die sich mehr damit beschäftigt: „wie ich erscheine, als was ich bin". Es wird von keiner Anfängerin Können verlangt, nur zuverlässige, aufmerksame Ausführung des Aufgetragenen. Es darf von der Schülerin nie vergessen werden, wie ermüdend und aufreibend es für die Lehrende ist, immer wieder mit Anfängerinnen das gleiche durchzugehen und zudem noch die Verantwortung für alle Fehler und Nachlässigkeiten Lernender im Dienst auf sich zu nehmen. Auch ungerechte Vorwürfe muß man suchen, ruhig hinzunehmen, ihre Grundlosigkeit erweist sich stets, und ein versöhnliches, nicht nach=

tragendes Verhalten der Schuldlosen bei solchen Zwischenfällen gereicht ihr nur zum Vorteil im Dienst und spricht für ihren Charakter. Übelnehmen ist immer eine Schwäche, dagegen ungerechte Vorwürfe mit gelassener Würde über sich ergehen zu lassen, ist von außerordentlicher, moralischer Wirkung. (Rothe.) Aus Vorgängen der Lehrzeit, unter denen man selbst gelitten hat, sollte man sich für die Zukunft und die Zeit eigenen Lehrens merken, wie man es nicht machen soll, auch das ist wertvoll. Im Ton und Wesen der lernenden Schwester soll neben der kameradschaftlichen Empfindung der Zusammengehörigkeit die natürliche Achtung in respektvollem Benehmen zum Ausdruck kommen, mit der das Können und die Berufserfüllung, bei den großen Berufsanforderungen, die sie kennenlernt, die Schülerin gegenüber der Lehrerin erfüllen muß. Die richtige Vertrauensstellung der Schülerin zur Lehrerin wird ihr das Einleben in die oft nicht leichten Berufsverhältnisse erleichtern. Sie wird ihr zu manch gutem Rat, zur Warnung zu richtiger Zeit verhelfen und sie vor falschen Wegen und schlechten Erfahrungen bewahren. Persönlicher Kummer, Sorgen werden ihr leichter werden, wenn sie sich vertrauensvoll an ihre Lehrerin wenden kann. Sie wird sie auch im rechten Moment darauf hinweisen, mit welchen Anliegen sie sich am besten an ihre Oberin oder Probemeisterin zu wenden hat, um ausgiebige Unterstützung zu finden.

Vorgesetzte auch nur innerlich zu kritisieren, soll sich die Schwester nie erlauben und stets bedenken, daß man als Lernende über vieles noch gar kein Urteil haben kann und die Schwierigkeiten leitender Posten erst aus Erfahrung kennen muß, um die Berechtigung oder Erklärung manch verurteilter Handlungen zu verstehen. „Über deinen Nächsten urteile erst, wenn du dich in seiner Lage befindest." (Hillel.) Aus offenkundigen Irrtümern und Fehlern Vorgesetzter, die eben auch nur Menschen sind, soll jede Schwester die Lehre ziehen, was sie tadelnswert gefunden hat, selbst zu vermeiden und Geduld mit ihren Fehlern haben, wie sie das gleiche für sich beansprucht und erwartet. Man ist nicht verantwortlich für die Fehler, die man machen sieht, wohl aber für seine eigenen Handlungen, wenn man sich zu unstatthafter Kritik verleiten läßt. Es gehört zur Loyalität gegen die Vorgesetzten, daß man nicht schlecht von ihnen spricht, auch nichts Schlechtes mit anhört, sondern es abweist, und wenn man nichts Gutes zu sagen hat, schweigt.

Auch die Schülerinnen untereinander sollen ihre kleinen Schwierigkeiten unter sich abmachen, sie nicht an die große Glocke hängen und weiter tragen. Ebenso verwerflich ist es, wenn ältere Schwestern den jüngeren Unnötiges und Ungünstiges über ältere Mitschwestern berichten. Durch solche Taktlosigkeiten müssen sie sich bei Richtigempfindenden herabsetzen und binden sich für Verweise und Belehrungen die Hände. Wer in einem Glashaus sitzt, soll nicht mit Steinen werfen. „Practice what you preach", sagt ein englisches Sprichwort: „Übe, was du predigst." Werden Verfehlungen von Schwestern bemerkt, die das Ansehen der Schwesternschaft schädigen, sind sie, wenn die Schwester ohne Erfolg gemahnt und gewarnt worden ist, an die Oberin zu melden als Pflicht gegen die Genossenschaft, deren Glieder alle durch unwürdiges Benehmen eines einzelnen getroffen werden.

Bei Verboten sollen die Schwestern den guten Zweck im Auge behalten, die notwendige Disziplin, die das Rückgrat jeder Genossenschaft bildet, und sich nicht durch den unbequemen Weg des Sichfügens abschrecken lassen. Nur durch Gehorsam lernen sie sich überwinden, und wer seinen Willen beugt, erstarkt zu innerer Selbständigkeit.

Zu warnen sind die Schwestern vor sogenannten dicken Freundschaften, die selten aus innerstem Bedürfnis, der magnetischen Anziehungskraft, die Gleiches Gleichem nähert, geschlossen werden. Sie gründen sich oft auf Oberflächlichkeit und die Bequemlichkeit, sich in seinen Schwächen gehen lassen zu können, weil man denselben Unarten begegnet und sich nicht zu genieren braucht. Mit der gleichen Plötzlichkeit, mit der sie entstehen, pflegen sie sich zu verflüchtigen. Schwere Stunden überdauern sie nicht. Sie ziehen aber während ihrer Dauer leicht von der Arbeit ab und isolieren, wirken also wenig fördernd auf das Gemeinschaftsleben.

Dienstliches Verhalten.

Wie der Schatten am Vormittag
Anfangs groß, doch stets sich neigend,
Ist die Freundschaft unter Schlechten.

Wie der Schatten am Nachmittag
Anfangs klein, doch immer steigend,
Ist die Freundschaft der Gerechten. (Persisch.)

Wahre Freundschaft unter Schwestern, die die Glücksmöglichkeiten gemeinsamer Arbeit vergrößert, wird immer auf gegenseitige Förderung bedacht sein. „Welcher Umgang dich kräftigt, dich zur Fortsetzung der Lebensarbeit tüchtiger macht, den suche, welcher in dir eine Leere, eine Schwäche zurückläßt, den fliehe wie ein Kontagium", sagt Feuchtersleben.

Das Verhältnis der Schwester zum Arzt sei ein rein dienstliches. Höflich, zuvorkommend, aufmerksam, prompt in der Ausführung der ärztlichen Verordnungen, sei sie jederzeit bestrebt, das Vertrauen der Patienten in den behandelnden Arzt zu stärken. Ein leichter, gesellschaftlicher Verkehrston mit Necken, Lachen und Scherzen ist unstatthaft, denn er gehört nicht an die Stätte ernster Arbeit und schweren Leidens, in der sich Arzt und Schwester zu gemeinsamer Arbeit zusammenfinden, um ihr Bestes zu geben. Privatunterhaltungen sind überhaupt möglichst einzuschränken und hat die dienstliche Stellung im Benehmen voll zum Ausdruck zu kommen. Aufmerksamkeiten in Form von Geschenken sind weder anzunehmen noch zu erweisen. Des Arztes Zufriedenheit und sein Vertrauen seien der Schwester Sporn, Stolz und Freude, sie sei bestrebt, sie zu verdienen und sich durch Loyalität und Vertrauen dankbar zu erweisen. Bei Schwierigkeiten können die Schwestern sich jederzeit den nötigen Rat bei ihrer Oberin holen, die für sie eintreten wird, wenn die Sachlage es erfordert.

Im Verkehr mit den jungen Leuten, die durch ihre Studien auf den Krankensälen in dienstliche Berührung mit den Schwestern kommen, müssen sie jederzeit in den Schranken ihres Berufes bleiben und sich nicht durch die größere Gelegenheit freien Verkehrs in der gemeinsamen Arbeit einen ungebundenen Ton angewöhnen. Es ist immer in die Hand der Frau gegeben, im

Verkehr mit Herren den Ton und die Grenze zu bestimmen. Sie ist um die Schwester für jede persönliche Annäherung im Dienst eng gezogen. An sie herantretende wertlose Schmeicheleien, die ihrer Person gelten, sollte sie als taktlose Aufdringlichkeit gegen sich als Schwester empfinden und abweisen. Wer im Schwesternkleid die Gelegenheit sieht, sich besser und leichter zu amüsieren, soll es ablegen, es kommt ihr nicht zu, sie schadet ihm und setzt den ganzen Stand herab. Das Betragen der Schwester muß in allen Situationen ein derartiges sein, daß jeder, der mit ihr in Berührung kommt, Hochachtung vor ihr als Frau und Berufsvertreterin empfindet und gern eine eigene Angehörige in dem gleichen Beruf sähe.

Das Verhalten zu den mitarbeitenden Pflegerinnen und Wärterinnen sei ein freundliches, hilfreiches, aber kein vertrauliches, da hierfür die geeignete Grundlage fehlt.

Die Berufsauffassung und Erziehung sind andere, als sie von den Schwestern gefordert werden müssen. Sie gehen von dem Standpunkt des Erwerbs und der persönlichen Ungebundenheit aus. Daher sind auch die Anforderungen an die ethische Berufserfüllung und an die Persönlichkeit andere, als sie an die Schwestern gestellt werden. Hieraus erwächst den Schwestern die nicht genug zu betonende Aufgabe, die ihnen durch die größeren ethischen Forderungen und ihre Aufgabe persönlicher Lebensansprüche gewährleistete höhere Berufsstellung dem Personal gegenüber auch durch die höchste und erschöpfendste Berufserfüllung zu rechtfertigen. Nie darf der Schwester der Vorwurf gemacht werden können, daß sie sich unangenehmer Arbeit entziehe und sie auf das Personal abschiebe, am wenigsten der Schülerin. Ihre Berufserfüllung soll für das unterstellte Personal ein Anschauungsunterricht nach jeder Richtung sein. Zum Herabsehen auf den Pflegerinnenstand liegt keine Veranlassung vor. Jede Berufsform kann ihre Berechtigung haben, auch wenn man selbst eine andere vertritt, und alle ehrliche Arbeit ist der Achtung wert. Jede Gelegenheit, das Wartepersonal gut auszubilden, soll von der lehrenden Schwester wahrgenommen werden und dem Können erfahrener Pflegerinnen auch von jungen Schwestern volle Gerechtigkeit widerfahren. Sich von mitarbeitenden Pflegerinnen Ungünstiges über Mitschwestern zutragen zu lassen, ohne sie ein für allemal abzuweisen oder sich gar selbst zu derartigen Äußerungen vor ihnen hinreißen zu lassen, wäre taktlos und illoyal.

Bei Schwierigkeiten mit dem Warteperfonal, deren die Schwester allein nicht Herr wird, ist die zuständige Verwaltungsstelle oder der Stationsarzt um Beistand zu bitten. Der richtigste Weg gedeihlicher Arbeit mit dem unterstellten Personal ist, ihnen die gemeinsame Arbeit zur Freude zu machen. Das wird am sichersten geschehen, wenn bei den Anforderungen, die an sie zu stellen sind, mit der Bildungsstufe und der Arbeitsauffassung gerechnet wird, die guten Seiten anerkannt werden und bei aller Strammheit ein Wort des Lobes an richtiger Stelle als Sporn angewendet wird. Durch freundliche, persönliche Sorge für richtige Ausspannung und Schonung ihrer Kräfte wird sich die Schwester die persönliche Anhänglichkeit ihres Personals sichern, als besten Bundesgenossen.

Die gemeinsame Arbeit mit Wärtern kann sich die Schwester durch Takt erleichtern und Schwierigkeiten auf gleiche Weise umgehen. Durch Ernst und Sachlichkeit ist der nötige Ton zu schaffen und festzuhalten. Übergriffe oder unpassendes Verhalten des männlichen Personals sind dem Stationsarzt sofort zur Meldung zu bringen.

Das mit den Verwaltungsbeamten nötige gute Einvernehmen bei Erledigung der Berührungspunkte wird durch pünktlichste Erfüllung der vorgeschriebenen Ordnung und beiderseitigen höflichen Verkehrston gewährleistet.

Dem Anstaltsgeistlichen begegne die Schwester mit Ehrerbietung und dem vollen Verständnis für seine Tätigkeit am Krankenbett, indem sie ihm seelsorgerische Wünsche der Kranken selbst übermittelt und ihm Fingerzeige gibt, wo bedrückte Seelen seiner tragenden Sorge und Stütze bedürfen, um seelisch zu gesunden durch geistliche Heilmittel. Hierbei ist dem Rechnung zu tragen, daß manche Patienten leicht eine Vorbereitung auf den

Tod in dem Nahen des Geiſtlichen ſehen und dadurch beunruhigt werden. Wo die Schweſter ſelbſt dem Kranken durch geiſtlichen Zuſpruch wohltut, muß ſie ihr Beſtes geben. Konfeſſionelle Verſchiedenheit tritt dabei in den Hintergrund. Bei gottesdienſtlichen Handlungen auf der Station ſorge die Schweſter für die nötige Ruhe, damit die Feierlichkeit und Weihe den Patienten voll gewahrt bleibt.

Das Verhalten der Schweſter zu ihren Pflegebefohlenen gehe von dem Grundſatz aus: „Übeſt du Barmherzigkeit, ſo tue es mit Luſt!" Gegen das Widerſtreben der meiſten Kranken, ſich in Krankenhausbehandlung zu begeben, wirkt am überzeugendſten die liebevolle Aufnahme des Kranken von ſeiten der Schweſter und des Warteperſonals. Ein mürriſches Geſicht, wenn gerade viel vorliegt oder die eben blank gepußte Wanne wieder in Gebrauch genommen werden muß, ſollte er nie zu ſehen bekommen. Die Schweſter ſei ſtets freundlich, aber nie vertraulich, ruhig, leiſe und doch flink. Die Art der Schweſter, ihre Kranken zu umgeben, muß ſchon an ſich beruhigend wirken, ihre Nähe allein kann ihm ein Troſt werden, wenn er die liebende Sorge fühlt. Sie muß ſuchen, ſeine Wünſche zu erraten. Trotz aller Arbeit darf ſie nicht jagen und hetzen, überall anſtoßen. Für jeden Kranken, mit dem ſie beſchäftigt iſt, muß ſie die nötige Zeit finden, ihm immer den Eindruck geben, daß ſie Zeit für ihn hat, ſonſt glaubt er ſich ſchlecht verſorgt. Ein freundlicher Blick, ein herzliches Wort im Vorübergehen iſt oft ſchon ein Beweis, daß ſie ſich mit ihm beſchäftigt, wenn ſie anderweit zu tun hat. Auch ſeeliſch ſoll die Schweſter beſtrebt ſein, ihrem Kranken etwas zu ſein, ihn Anteilnahme fühlen laſſen. Sorgen, die ihn drücken und ſein Allgemeinbefinden beeinfluſſen, ſollte ſie zu teilen ſuchen, ihn ablenken durch Unterhaltung oder leichte Beſchäftigung, wenn das Befinden es geſtattet. Unterhaltungen über Krankheit ſind zu vermeiden, aber mancher Kranke empfindet Teilnahme an ſeinen Berufsintereſſen, ein anderer an ſeinen Familienverhältniſſen angenehm und dankbar. Bei Unterhaltungen iſt immer der körperliche Zuſtand im Auge zu behalten und Ermüdung zu ver=

meiden, die sich durch Blaßwerden, Gähnen, Zurücklehnen des Patienten bemerkbar macht. Ebenso sind bei ersten Ausgängen Kranker und beim Essen Unterhaltungen als ermüdend zu unterlassen.

Geschenke von Kranken oder deren Angehörigen für ihre Pflegedienste anzunehmen, ist Genossenschaftsschwestern nicht gestattet. Es soll damit festgelegt werden, daß die Schwestern ihre Dienste ohne eventuell zu erwartende Belohnung und nicht um derselben willen dort besser oder lieber ausüben, sondern daß sie sie überall ohne Ansehen der Person als ihre Nächstenpflicht tun. Sie pflegen mit dem Bewußtsein, mit aller Aufopferung die Gebende zu sein, das ist der beglückende Unterschied zwischen erwerbsmäßiger und berufsmäßiger Krankenpflege.

Undankbarkeit oder unangenehmes Wesen der Kranken sollen die Schwestern auf Rechnung der Krankheit setzen, sich nicht in ihrem Wesen dadurch beeinflussen lassen und derartiges persönlich nehmen. Nicht alle Menschen werden durch Krankheit veredelt! — Eigenen Kummer, gedrückte Stimmung, körperliches Unbehagen darf die Schwester ihren Patienten tunlichst nicht empfinden lassen. Um ihm wohlzutun, ihm eine Stütze zu sein in seinem Daniederliegen, muß sie ihn gleichmäßig freundlich und heiter umgeben.

„Die Fröhlichkeit macht das Herz fest und den Geist spannkräftig. Sie ist die Genossin der Barmherzigkeit, die Pflegerin der Geduld, die Mutter der Weisheit. Sie ist das beste moralische und geistige Stärkungsmittel." (Smiles.) Übertriebene Ausgelassenheit ist ebensowenig am Platz als ein stets langes Gesicht.

Wenn am Kranken direkt nichts zu tun ist, lerne die Schülerin den Patienten auf seinen Zustand hin beobachten, um kurzen, klaren, sachgemäßen Krankenbericht geben zu können, in den nur Fakta, nicht eigene Ansichten aufzunehmen sind. Richtige Krankenbeobachtung und daraus folgender Krankenbericht gehören mit zu den schwierigsten Aufgaben der heute geforderten Ausbildung in der Krankenpflege, die eine weit um=

fassendere geworden ist, als sie es vor Jahren war. Systematische Krankenbeobachtung kann nur durch tägliche, unermüdliche Übung am Krankenbett erlernt werden, indem die Schwester alle ihre Sinne in den Dienst des Kranken stellt und ein offenes Auge für die Umgebung des Kranken behält. Sie tut gut daran, sich für den Anfang eines Schemas zu bedienen, bis sie lernt, Wichtiges vom Unwichtigen zu trennen und ihr jede Veränderung am Kranken und Unzulässiges in der Krankenumgebung sofort ins Auge springen.

Unangenehme Hilfeleistungen an dem Kranken, mache sie mit gleicher Freudigkeit und dem Verständnis dafür, daß es dem Hilflosen oft ebensoviel Überwindung kostet, sich manchen Pflegediensten zu unterwerfen, als der Pflegenden, sie auszuüben. Sie versorge ihre Kranken, wie sie in gleichem Fall ihre Lieben oder sich selbst versorgt sehen möchte. Jede Pflegehandlung soll so dezent gemacht werden, daß sie weder das Zartgefühl der Kranken noch das der Schwester zu verletzen braucht. Auch auf Frauenstationen sind Kranke bequemerer Hantierung wegen nicht unnötig aufzudecken. Nie darf das Zartgefühl durch gewohnheitsmäßige Pflegehandlungen abstumpfen. Den weiblichen Takt hat die Schwester vor allen Frauen zu pflegen, wenn sie allen Situationen gerecht werden soll. Mit ruhiger Bestimmtheit und Selbstverständlichkeit erleichtert die Schwester sich und ihren Patienten peinliche Momente. Es gibt keine Pflegehandlung, die die Schwester nicht auf sich nimmt, wenn es sich um Lebensgefahr handelt und der Kranke allein auf ihre Hilfe angewiesen ist. Auf Männerstationen mit männlichem Hilfspersonal, und wo solches erreichbar ist, fallen bestimmte Pflegehandlungen für die Schwester fort.

Es wird meist in die Hand der Schwester gegeben sein, sich durch ihr richtiges dienstliches Verhalten nicht nur die Anhänglichkeit ihrer Pflegebefohlenen zu erringen, die die Freude an der Arbeit verdoppelt, sondern sich überall die ihr zukommende Achtung zu schaffen und zu erhalten.

Verschiedene Arbeitsgebiete und ihre besonderen Ansprüche an die Tätigkeit und Persönlichkeit der Schwester.

Die verschiedenen Arbeitsgebiete der Schwestern, die Hospitalpflege, die Privatpflege, die Armenpflege, die Genesungsheimpflege, die Irrenpflege, die Kinderpflege, stellen ganz verschiedene Ansprüche an die Tätigkeit der Schwestern und an sie als Persönlichkeit. Eine Schwester kann sich besonders gut für eines dieser Arbeitsgebiete und sehr viel weniger für ein anderes eignen. Auf allen aber muß sie, wenn sie auf Ausbildung Anspruch macht, gearbeitet haben, allen muß sie ihrer Veranlagung nach gerecht zu werden versuchen. Kein Gebiet dürfte ihr, weil es ihr nicht liegt, fremd bleiben, und die Arbeitsfelder müssen gewechselt werden, um die Schwestern vollgültig auszubilden, um sie elastisch zu erhalten, sie zu lehren, sich schnell in veränderte Arbeit und Umgebung zu finden. Wo es sich um große, zusammenhängende Genossenschaftstätigkeit handelt, muß bei unvorgesehenen Zwischenfällen vollwertiger Ersatz zur Verfügung stehen, das läßt sich nur durch wechselnde Tätigkeit für alle ermöglichen. Der Arbeitswechsel wird in jungen Dienstjahren, wo Körper und Schaffensfreudigkeit frischer sind, leichter, und es ist, so schwer es oft fällt, von liebgewordener Arbeit zu scheiden, eine Notwendigkeit; oft auch für die allgemeine Erziehung.

Natürlich gibt es in diesem Beruf wie in jedem anderen eine Vorliebe für bestimmte Arbeitsgebiete und auch besondere Begabung. Derselben wird gern Rechnung getragen in allseitigem Interesse, soweit es unter den Gesichtspunkten einer verzweigten und ineinandergreifenden Vereinstätigkeit zu ermöglichen ist. Voraussetzung bleibt dabei immer die notwendige, allgemeine Erfahrung, gewisse Reife und das nötige Alter der Schwester, um dauernd einem bestimmten Posten vorstehen zu können.

Für die höchste Berufsauffassung bildet nie das „Ich" den Mittelpunkt bei der Berufserfüllung. Ausschlaggebend bei gemeinsamer Arbeit ist nicht, was mir paßt und was ich will, sondern wo ich hinpasse, wo ich nütze! Die gemeinnützige Hilfsbereitschaft und die Förderung der allgemeinen Interessen der großen Sache, der man dient, müssen die bestimmenden Gesichtspunkte bei der Arbeit bleiben.

Wer sich dem Krankenpflegedienst von vornherein zuwendet, nur, um sein medizinisches oder chirurgisches usw. Fachinteresse an mehr oder minder interessanten Fällen mehr oder minder zu betätigen, wem nicht die Hilfe an dem leidenden Mitmenschen, in welcher Form es sei, das Leitmotiv der Arbeit ist und bleibt, wird nie ihren vollen Inhalt ausschöpfen und ihre tiefste Befriedigung kosten. Auch die nicht, die im Lohn den Schwerpunkt sucht.

„Der kennt den Ernst der Arbeit, der im stillen
An schweren Werken seine Kräfte maß;
Der kennt der Arbeit Glück, der um der Arbeit willen
Den Lohn der Arbeit ganz vergaß."
Frieda Schanz.

Die Mutterhäuser, die sich als Erziehungsanstalten für Schwestern betrachten, bestimmen und entsenden ihre Schwestern auf die Arbeitsstätten nach eigenem Ermessen, um möglichst jede an den Platz zu stellen, der ihrer Entwicklung fachlich oder allgemein erziehlich am dienlichsten ist und ihrem Können entspricht, für die das Mutterhaus die Garantie zu übernehmen hat. Bestimmend wirkt ferner, inwieweit die Eigenart der Schwester den Aufgaben des Ganzen auf dem betreffenden Posten nützt, inwieweit die Miteinanderarbeitenden sich ergänzen und fördern. Neue Arbeitsgebiete werden übernommen, um dem wachsenden Schwesternkreis möglichst vielseitige, befriedigende und fördernde Tätigkeit zu schaffen. Es muß aber bei der Auswahl der Arbeitenden gleiches Gewicht auf die Interessen der in Frage kommenden Arbeitsfelder wie auf die der Genossenschaftsglieder gelegt werden.

Die Entwicklung der gemeinsamen Arbeit, das Ansehen der Genossenschaft hängt von der durchdachten, der richtigen Besetzung der Posten ab. Wo die Bausteine nicht genau ineinander gefügt, die Lasten nicht gleichmäßig verteilt sind, stürzt der Bau zusammen. Verbietet sich nicht, von allem anderen abge=

Verschiedene Arbeitsgebiete und ihre besonderen Ansprüche.

sehen, allein aus diesen Erwägungen heraus eine Besetzung nur nach den Wünschen der einzelnen, trotzdem sie nie außer Berücksichtigung stehen, nur nicht den Ausschlag geben können. Sie wäre für die Vorgesetzten die bequemste. Wer sieht nicht lieber ein freudiges als ein unzufriedenes, mürrisches Gesicht, wenn er seine Pflicht erfüllt, wer empfindet unter aufreibender Arbeit nicht lieber Dankbarkeit und Anhänglichkeit als mangelndes Vertrauen und Undankbarkeit, wenn nicht alle Wünsche sofort Erfüllung finden, wenn manche versagt werden müssen, wo der Glaube an sich selbst das Können übersteigt.

Auch eine Mutter würde ihr Kind nicht fördern können, wenn es nur nach seinen Wünschen ginge und nicht mit den Anlagen rechnete.

Welche Blindheit in bezug auf eigene Veranlagung und Befähigung, welche Selbstüberschätzung kennzeichnen nicht gerade die eigenen Wünsche der Schwestern betreffs ihrer Arbeitsfelder, in jüngeren und nicht selten auch in älteren Dienstjahren!

Ihr Recht freier Selbstbestimmung hat die Schwester bei der Wahl des Berufes ausgeübt, in dessen vielfache Anforderungen sie erst hineinwachsen muß. Das kann sie nur durch Überwinden, nicht durch Umgehen von Schwierigkeiten. „Nur Widerstand bildet wahre Kraft, nur die Überwindung von Schwierigkeiten und Mühseligkeiten gibt Selbständigkeit, Energie und Charakter." (Hufeland.) Sie wird einsehen lernen, daß man nicht nur da am meisten leistet, wo man gern hingeht, sondern vor allem dort, wo man über sich und widrige Verhältnisse gesiegt hat durch Pflichttreue.

Manche Schwester, die sich ihres Könnens bewußt ist und Ansprüche daraus herleitet, vergißt, wem sie dieses Können zu danken hat. Wie viele bleiben sich bewußt, daß die Genossenschaft ein Recht auf freudige Arbeit ihrer Glieder auch auf momentan nicht zusagendem Posten hat, weil, was die Schwestern geworden sind, viele nicht nur in fachlicher Hinsicht der Lebenskraft derer entnommen ist, die sie oft mühsam hinaufgeführt haben auf die Höhe, von der sie dann hinabblicken wollen auf ihr Mutterhaus? Sie haben nur die Empfindung dessen, was sie zu vermissen glauben, nie dessen, was sie vermissen lassen, die Dankespflicht für das genossene Gute. Manche, der beim Flüggewerden das heimische Nest zu eng scheint, lernt, wenn sie im Beruf auf sich selbst gestellt wird, erst einsehen, welch einen Rückhalt, welche Geborgenheit in den Berufsschwierigkeiten das Ansehen der Genossenschaft dem einzelnen Gliede gibt, daß gemeinsame Arbeit eine Macht ist, Einzelarbeit oft ein Kampf.

Diejenige, die bei selbständiger Arbeit mit größeren Einnahmen rechnete, vergaß die Ausgaben einzustellen, die durch die Doppelansprüche von Welt und Beruf entstehen.

Sie rechnete wohl auch nicht mit der Sorge der arbeitslosen Tage, mit dem Abnehmen der Kraft. Manche wird zu spät einsehen, daß, was ihr als Altersversorgung gering schien, die Zinsen eines Kapitals vorstellt, das sie durch eigene Arbeit schwerlich zurücklegen könnte, wenn sie auch die Ansprüche des Weltlebens zu bestreiten hat. Sie wird sehen, daß es überall Licht und Schatten gibt, aber in der Genossenschaft selbst im Schatten Geborgenheit.

Die Berechtigung freier Arbeitswahl stünde in diesem verantwortungsreichen Berufe, ohne ihm zu schaden, wohl nur derjenigen zu, die den vollen Anforderungen nach jeder Richtung gerecht zu werden vermag und sie übersieht. Dazu gehört ein reifer, ein erzogener und gebildeter Mensch, der weiß, was er will, und zu beurteilen vermag, was er kann.

Wie viele von denen, die sich dem Beruf zuwenden, stehen auf diesem Standpunkt und verlangen nach Freiheit? Wie viele nutzen sie segensreich aus?

Es wird manche auf dem Arbeitsfelde freier Wahl fachlich gut arbeiten, ihre Ecken und Kanten aber gerade an dem Platz nicht abschleifen, sich und andere zeitlebens an ihnen wund reiben und oft das Beste in sich nicht zur vollen Entwicklung bringen, weil sie sich mit dem selbstverständlichen Menschenrecht freier Arbeitswahl oft ebenso selbstverständlich dahin gestellt hat, wo ihrer Eigenart bequemer Vorschub geleistet, aber nicht fruchtbringendste Entwicklung gesichert war. Sie wird sich, weil kein

Muß hinter ihr steht, jeder Schwierigkeit durch Postenwechsel entziehen, nicht aus den Wanderjahren herauskommen und sich so zu einem zerfahrenen, anstatt zu einem zielbewußten Menschen entwickeln. — Jeder Kranke, der leidet, hat Anspruch auf Schwesternhilfe. Jedem tut die Schwester gleich wohl durch den geschickten Handgriff, der Schmerzen erspart, durch ein Trostwort, das aufrichtet, durch einen Blick der Teilnahme, der Schmerzen ertragen hilft. An jedes Krankenbett, in jeden Wirkungskreis sollte sie also mit gleicher Freudigkeit treten, wenn sie Schwester in vollstem Sinne des Wortes ist.

Hospitalpflege.

Die Hospitalpflege, mit der die Schwester ihre Berufstätigkeit im Lehrjahr und während der Ausbildungszeit beginnt, bleibt fast für alle das liebste Arbeitsgebiet. Es bringt immer etwas Neues, es regt an, es gibt Gelegenheit zum Ausarbeiten.

Für organisatorisch und erzieherisch beanlagte Schwestern gibt es Betätigung und Befriedigung in der Stationsführung, der Anstellung und Ausbildung der jungen Schwestern und des Personals.

Sobald die selbständige Arbeit als Stationsschwester beginnt, gibt sie mehr Gelegenheit zum Regieren als zum Sichfügen, was modernen Wünschen mehr entspricht.

Es tritt auf dem Krankensaal die strenge Durchführung der Hausordnung in den Vordergrund, die richtige Disziplin schafft und die Arbeit erleichtert. Die Schwester hat durch bestimmtes Auftreten sich die nötige Autorität zu schaffen, ohne den einzelnen Kranken in seiner Freiheit zu beschränken.

Durch eigene strenge Befolgung der Hausordnung und vollste Unterordnung unter den Arzt wird sie ihre Kranken am sichersten zu richtigem Verhalten beeinflussen. Sie wird sich auf Männerstationen zu merken haben, daß sich der rechte Mann naturgemäß gegen das weibliche Kommando sträubt, aber auch der schlichteste Mann, bei der natürlichen Ritterlichkeit des Mannes gepackt, nicht versagt und sich fügt, wenn er dadurch die Schwe=

ster vor Unannehmlichkeiten mit den Vorgesetzten zu schützen glaubt. Wo das nicht verfängt und Unbotmäßigkeit in medizinischen oder Disziplinarfragen vorliegt, wird die Schwester die nötige Unterstützung bei ihrem Stationsarzt zu suchen haben und wohl stets finden. Ebenso bei unschicklichem Verhalten männlicher Kranker gegen das weibliche Personal.

Sie wird auch besonders auf den richtigen, taktvollen Ton des Personals gegen die Patienten zu achten haben.

Sie hat das Interesse des Hauses durch Sparsamkeit im Verbandstoff und im Wäscheverbrauch durch Schonung der Krankenpflegeutensilien stets zu vertreten und das Personal dazu zu erziehen. Durch die großen Mengen, die zur Verfügung gestellt werden müssen, durch den leichten Ersatz infolge Auswechselns darf nie das richtige Empfinden für den Wert der Sachen verlorengehen, was sich durch unnötigen Massenverbrauch kennzeichnet und ethisch anfechtbar ist. Es handelt sich um Verschwendung, und noch dazu fremden, anvertrauten Gutes, das darf nirgends außer acht gelassen werden.

Im Krankenhausbetrieb kann sich der Pflegedienst nicht so eingehend nach den Wünschen der einzelnen Kranken richten, sondern teilt sich in geregelte Arbeitsabwicklung ein, die den Ansprüchen der Pflege je nach Schwere des Falles gerecht zu werden sucht. Es muß alles schnell gehen, doch darf an dem einzelnen Kranken nie gehastet werden. Man dürfte nie den Eindruck geschäftsmäßiger Handhabung der Pflegedienste, sondern stets denjenigen liebevoller Fürsorge der Pflegenden haben. „Die Tüchtigsten sind die, die ruhig und mit Ausdauer tun, was an der Zeit ist." (Hilty.) Wenn auch die Schwester bei großem Betrieb durch die vielen gleichartigen Fälle mit der Zeit große Erfahrung gewinnt, zu eingehendster Einzelpflege, die die volle Kraft beansprucht, kommt sie weniger. Sie bedarf als Leiterin einer Station aller Eigenschaften, die von dem Mittelpunkt der Familie, der guten Hausfrau und Mutter verlangt werden: an alle denken, für alle sorgen, allen gerecht werden, überall vermitteln, für alles verantworten, was in ihr Reich fällt. Sie braucht zielbewußte Energie, Ruhe, Umsicht,

Kaltblütigkeit. Mit richtigem Verständnis für die Schattenseiten der Krankensäle wird sie die Patienten zur schuldigen Rücksicht auf die Schwerkranken erziehen. Sie selbst wird beim Belegen der Betten darauf Rücksicht nehmen, Kranke, die durch ihren Zustand auf ihre Nachbarn peinlich oder quälend wirken, an Eckplätze zu legen. Kranke, die gleiche Übel haben, nicht zusammenzulegen, damit bei Verschlimmerung des einen der andere nicht beunruhigt wird. Ruhige Schwerkranke wird sie neben Leichtkranke legen, die jederzeit die Schwester heranrufen können usw.

Stationsschwestern haben sich ihre Stellung nicht selten nach manchen Richtungen zu erkämpfen, für ihnen Zustehendes einzutreten. Sie haben mit schwierigen Kranken fertig zu werden, mit mangelhaftem Personal, für dessen Leistungen sie verantwortlich gemacht werden. Dadurch kommen leicht Härten in ihr Wesen. Sie werden nicht selten selbstherrlich, rechthaberisch, unduldsam, durch Überlastung im großen Betrieb auch reizbar. Durch die Abgeschlossenheit des Hospitallebens, die Gleichheit der Interessen, den Mangel an Gedankenaustausch mit anderen Interessenkreisen leidet die geistige Beweglichkeit. In der verhältnismäßig großen Selbständigkeit verlernen sie leicht, sich zu fügen. Deshalb ist die leitende Stationsarbeit in großem Hospitalbetrieb für die innere Entwicklung ein nicht ungefährlicher und der wenigst fördernde Boden. Gewiß gibt es auch so glücklich veranlagte Naturen, die unbeschadet all dieser Prüfsteine auch im großen Hospitalbetrieb ihren inneren Wert behalten und vertiefen. Sie besonders sind zur Heranbildung junger Kräfte geeignet und die rechten Lehrerinnen für den Nachwuchs.

Es haftet wohl kein Eindruck fester als der, den wir am Anfang unserer Lehrzeit gewinnen, wenn wir voller Ideale möglicher und unmöglicher Art uns dem Schwesternberuf zuwenden. Es bleibt ein Halt in den mancherlei Schwierigkeiten der Lehrzeit, ein Sporn im weiteren Berufsleben, wenn die lehrende Schwester in ihrem Können, ihrer Gerechtigkeit, Güte und Liebe das verkörpert, was man sich als Schwesternideal erträumt hat, wenn ihr Beispiel uns ein Ziel vor Augen stellt, dem wir nachstreben möchten. Manch überspannte, sentimentale Auffassung, die sich mit den realen Berufsanforderungen nicht deckt, mag verlorengehen. Nie aber dürfte das wahre Schwesternideal durch die Berufserfüllung der Vor- und Mitarbeitenden zerstört werden. Man sollte in der Beurteilung der Berufserfüllung sich aber ebensowenig auf den Standpunkt stellen, in der Schwester einen Engel zu suchen. Sie bleibt ein Menschenkind wie jedes andere, dessen aufreibende Lebensaufgabe es oft schwer macht, sich das geforderte Gleichmaß unter allen Anforderungen zu erhalten, und es dürfte gerade bei ihrer Beurteilung die Milde eine notwendige Form der Gerechtigkeit sein.

In dem Beruf der Schwester liegt eine köstliche Fülle zu verwirklichender Ideale, wo sie nicht zum Ausdruck kommen, liegt der Mangel nicht am Beruf, sondern an der Vertreterin. Es wird in die Hand einer jeden gegeben, den Schatz zu heben, ihn zu vergrößern und zu vertiefen, sich und der Mitschwester zum Segen, als ein erstrebenswertes Ziel. „Ohne es zu wissen, predigen wir alle durch unser Leben." (Lewell.) Durch eigene Berufserfüllung einem anderen strebenden Menschenkind ein solches Ziel vor Augen zu stellen, wird schon während der Lehrzeit in den eigenen Willen gestellt. Es bleibe sich eine jede bewußt, daß sie als Genossenschaftsmitglied einer dreifachen ethischen Aufgabe gegenübergestellt wird:

Der dienenden Liebe am Nächsten,

der eigenen Entwicklung zur sittlichen Persönlichkeit durch die Arbeit,

der Erziehung der Mitarbeitenden durch ihr Beispiel zur vollkommensten Berufserfüllung.

„Der Moral erstes Gesetz ist: Bilde dich selbst, und ihr zweites: Wirke auf andere durch das, was du bist." (W. v. Humboldt.) Sie sage sich das immer wieder, wenn schwache Stunden über sie kommen und sie müde werden möchte. Sie arbeite unermüdlich an der Bekämpfung von großen und kleinen Schwächen, auf die Vorgesetzte sie aufmerksam machen, nicht um sie zu kränken oder zu quälen, wenn sie ihr unverhüllte Wahrheiten zu sagen haben, sondern um sie zu fördern, ihr aufwärts zu helfen. „Wer sich gern strafen läßt, wird klug werden, wer aber ungetadelt sein will, bleibt ein Narr." (Sp. Salomo.) Die Schwester tue sich nie auf das etwas zugute, was sie zu beherrschen glaubt, sondern bleibe sich vor allem dessen bewußt, was ihr noch fehlt, was sie zu lernen hat, um eine rechte Schwester zu sein, auch im Wesen untereinander. Es kann nicht genug hervorgehoben werden, daß ihre Leistungen, für die sie vielleicht Lob erntete, sie vielleicht zur guten Pflegemaschine, noch lange nicht zur Schwester machen, wenn die inneren Eigenschaften fehlen.

Es ist eine irrige, wenn auch verbreitete Anschauung, daß, wer zu nichts anderem taugt, sich der Krankenpflege zuwenden könnte. Gerade die Beste ist gut genug zur Schwester. Wer nicht den Willen und die Kraft in sich fühlt, sein Bestes an den Beruf zu setzen, bleibe ihm fern. Ganz oder gar nicht muß die Losung sein, denn dieser Beruf fordert vollste Menschenkraft.

Privatpflege.

Die Anforderungen, die die Privatpflege an die Leistungen und das Wesen der Schwester stellt, sind von denen der Hospitalpflege ganz verschieden. Es ist ein schwieriges und das unbeliebteste Arbeitsgebiet, wenn es nicht als Erwerbsquelle betrachtet zu werden braucht. Es stellt die größten Ansprüche an Selbstverleugnung, Anpassungsvermögen, selbständiges denkendes Arbeiten, Detailarbeit und Takt. Gerade die Privatpflege ist das Gebiet, das oft zum Prüfstein für die Berufsauffassung und Erfüllung wird und den Genossenschaftsschwestern und den Vorgesetzten sehr klarmacht, inwieweit die Schwester aus Fachinteresse oder dienender Liebe arbeitet. Diejenige, die in der Privatpflege ihre Berufsfreudigkeit verliert, stellt ihrer Berufsauffassung ein Armutszeugnis aus.

Weil die Privatpflege mit wenig Ausnahmen weniger Reiz für die Schwestern hat, dürfen diejenigen, die kein persönliches Urteil darüber haben können, sich nicht durch müßiges Gerede verleiten lassen, diesem Arbeitszweig ein unbegründetes Vorurteil entgegenzubringen, sich die Arbeit zu verleiden und dadurch zu erschweren. Gerade weil die Arbeit schwierig ist, muß in der Genossenschaft gerechterweise jede ihren Anteil daran haben und sich auch auf diesem Gebiet betätigen lernen, es beherrschen und den nötigen Nutzen daraus ziehen. Auch der Privatkranke ist ein Leidender, der der Hilfe bedarf, ihr detailliertes Können, man möchte sagen, ihre Pflegekunst zu beweisen, hat die Schwester hier vor allem Gelegenheit.

Der Reiz des steten Wechsels in der täglichen Arbeit durch die mannigfaltigen Krankheitsfälle, der den Hospitaldienst abwechslungsreich macht, fällt hier fort.

Nicht der geregelte Dienst als solcher tritt in den Vordergrund, sondern der einzelne Kranke mit seinen Wünschen. Seinen Eigentümlichkeiten, seiner Eigenart hat die Schwester Rechnung zu tragen, sie kann weniger regieren, sie hat sich anzupassen und dennoch das für die Pflege Richtige durchzusetzen. Das bietet manche Unbequemlichkeiten, Schwierigkeiten, es fordert großen Takt und Geduld, wirkt aber auf die Schwester selbst erziehend. Je mehr sich die Schwester den Einzelwünschen anzupassen versteht, je vielseitiger sie gleiche Pflegehandlungen beherrscht, um so gewandter wird sie. Dadurch, daß sie den einzelnen Kranken Tag und Nacht umgibt, lernt sie die einzelnen Fälle sehr viel eingehender kennen und schärfer beobachten. Während sie im Krankenhaus jederzeit ärztlichen Rat zur Seite hat, muß sie in der Privatpflege ihr eigenes Urteil und Wissen mehr ins Feld führen, weil sie mehr auf sich gestellt ist. Sie muß zu entscheiden wissen, wann der Arzt geholt werden muß. Bei überängstlichen Kranken oder Angehörigen wird sie ein unnötiges Bemühen des viel beschäftigten Arztes besonders zur Nachtzeit zu verhindern haben, wenn sie weiß, daß sein Kommen unnötig ist, und sie sicher ist, was sie zu tun hat.

Sie steht nicht immer verständnisvoller Beurteilung ihrer Arbeit gegenüber. Sie ist der Überanstrengung leichter ausgesetzt, weil sie ihr Arbeitsfeld allein vertritt. Sie hat für die nötige Erholung und Ablösung selbst einzutreten, die zu den Pflichten gegen ihren Verein gehören, der bei Erschöpfung ihrer Kräfte für sie einzutreten hat. Da ihr gedruckte Bestimmungen über die Privatpflegetätigkeit zur Seite stehen, hat sie sich vorkommendenfalls nur darauf zu berufen, daß sie nicht mehr leisten darf. An dem behandelnden Arzt wird sie jederzeit eine Stütze haben, wenn die gebotene Schonung notwendig wird.

Jedem behandelnden Arzt schuldet die Schwester vollste Loyalität. Nie darf sie sich ein Urteil über die Behandlungsweise erlauben, auch wenn sie ihr fremd ist. Diesbezügliche Fragen der Angehörigen muß sie damit abweisen, daß ihr kein Urteil zustehe und das Vertrauen der Patienten in den Arzt zu stärken suchen. Je mehr sie sich in jedem einzelnen Fall dem betreffenden Arzt anzupassen lernt und versteht, um so erfolgreicher wird ihre Arbeit sein. Wird ohne Wissen des behandelnden Arztes ein anderer Arzt oder ein Naturheilarzt hinzugezogen und ihr Schweigen geboten, hat sie ihrer Oberin diesbezügliche Meldung zu machen. Nie dürfen die Schwestern in den Familien über Krankheitsfälle aus anderen Familien berichten, ohne sich des Vertrauens ihrer Patienten zu berauben. Den Wünschen der Privatkranken darf nur in den vom Arzt gesteckten Grenzen willfahrt werden. Unterlassene Verordnungen, gegen die der Patient sich gesträubt hat, sind dem Arzt zu melden, dem die Schwester dafür verantwortlich ist. Die Reinigung der Krankenstube gehört neben der Pflege und der eventuellen Zubereitung der Krankenkost zu den Aufgaben in der Privatpflege. Nur dann kann sie für die so überaus nötige, peinliche Sauberkeit der Krankenstube eintreten. Sie wird ihren Einfluß geltend zu machen haben, daß alle unnötigen Staubfänger aus dem Zimmer entfernt werden, Luft und Licht Zugang haben und die nötige Ruhe gewahrt bleibt. Bei Infektionspflege wird sie die Isolierung streng durchzuführen und die ihr geläufigen Regeln der Desinfektion anzuwenden haben. Den Vorwurf, daß sie sich bedienen läßt, darf sie nie verdient haben. Nur wenn der Kranke voll versorgt ist und ruht, darf die Schwester eine eigene Handarbeit oder ein Buch vornehmen. Der oft gefürchteten Ansteckung wegen vermeide sie Leihbibliothetsbücher. Wo die Verhältnisse es nahelegen, springe die Schwester auch freudig zu anderen Hilfeleistungen bei, die außerhalb ihres direkten Pflichtkreises liegen, mit dem Bewußtsein, eine freie Helferin in der Not zu sein. Anderseits lasse sie sich nicht zu ihr nicht zukommenden Dienstleistungen ausnutzen. Unzulässige Forderungen melde sie ihrer Oberin. Eigener Ansprüche an Bequemlichkeit und Beköstigung hat sie sich zu enthalten und ihre Gedanken auf die Ansprüche ihrer Kranken zu richten. Für das Wohl der Schwester und die für sie zu machenden Ansprüche tritt der Verein mit seinen Pflegebedingungen ein.

In den Privatpflegen ist gegenseitiger Besuch der Schwestern nicht gestattet. Einmal wöchentlicher Besuch im Mutterhaus ist geboten, um über den Fortgang der Pflege und das eigene Befinden zu berichten. Mit ihren Ausgängen haben sich die Schwestern nach den Wünschen der Familien betreffs der Tageszeit zu richten. Vergnügungen, Theater und Konzertbesuch während der Pflege darf nur nach vorheriger Meldung bei der Oberin angenommen werden.

Die Tracht ist streng nach Vorschrift zu tragen, peinlichste Sauberkeit zu beobachten. Die Haube wird auch bei Nachtwachen nicht abgelegt.

Die Schwester kommt in die verschiedenartigsten Lebens- und Familienverhältnisse, die zur glatten Diensterledigung oft größten Takt erfordern. Sie muß es lernen, sich so anzupassen, daß sie durch ihr freundliches, zurückhaltendes, gefälliges Wesen als willkommener Familienzuwachs betrachtet wird und sich damit ihre Stellung sichert.

Mit Verständnis muß sie suchen, dem natürlichen Bestreben der Angehörigen (die ihr oft die Pflege erschweren) entgegenzukommen, die Pflege ihrer Lieben, oft als letzte Liebesdienste, nicht ganz aus der Hand zu geben. Sie darf das nicht als Mißtrauen gegen sich auffassen, sondern soll sich in die Lage und Gefühle der Angehörigen versetzen. — Mit den Dienstboten des Hauses verkehre die Schwester höflich, nie vertraulich und vermeide jeden Anlaß zu Zwischenträgereien. Taktlosem Ausfragen über ihre Privatverhältnisse begegne sie mit höflicher Reserve und Ablehnung. Den Gewinn für die Schwestern, selbst in der Privatkrankenpflege, schätzen sie meist nicht hoch genug ein, weil sie an dem oft steinigen Wege Anstoß nehmen, auf dem sie sich dort bewegen. Durch die wechselnden Pflegen in den verschiedenartigsten Lebensverhältnissen lernen sie das Leben selbst, den Menschen ganz anders kennen, beobachten, verstehen und beurteilen. Sie gewinnen Lebenserfahrung, lernen sich in gegebene Verhältnisse finden, die Menschen nach ihrer Eigenart zu nehmen, eigene Schwächen zu überwinden, um nicht anzustoßen, und schleifen sich dabei ab. Die Schwester hört und sieht, was in der Welt, die außerhalb ihrer Berufswelt liegt, vorgeht, wieviel herbes Leid und Unbefriedigung unter glänzender Außenseite zu finden sind, wie Äußerlichkeit zum alleinigen Lebensinhalt werden kann, das Leben öde macht und den Menschen krank, weil ihm die Arbeit fehlt. Sie lernt die Geborgenheit ihres genossenschaftlichen Berufslebens schätzen unter den mancherlei Sorgen, die sie im Privatleben anderer kennenlernt, und einsehen, daß nicht nur das Schwesternleben Schwierigkeiten bietet. Gerade während der Privatpflegen bietet sich manche geistige Anregung, mancher Kunstgenuß. Höhere Lebenswerte gehen den Schwestern im Umgang, dem ständigen Zusammensein mit feingebildeten Menschen auf und tragen zu ihrer Weiterbildung bei. Sie lernen die guten Umgangsformen schätzen und beherrschen, sie bekommen ein Auge für geschmackvolle, hübsche Umgebung und lernen sie mit kleinen Hilfsmitteln dem Kranken schaffen. Sie entwickeln sich und empfangen, indem sie im Beruf geben. Gewiß ist es oft schwer für junge kräftige Menschen, die von Tatendurst beseelt sind, an einem Bett tagaus, tagein zu sitzen, oft ohne auskömmliche Beschäftigung und doch gebunden. Es sind auch nicht alle leicht zu pflegen. Nicht alle wissen, was sie an der Schwester haben, manche nicht einmal, was sie der Schwester schulden. Es gibt Pflegen, die durch Unsauberkeit in der häuslichen Umgebung erschwert werden. Dennoch muß die rechte Schwester ihre Kranken auch in der Privatpflege ohne Ansehen der Person pflegen. Das eigene Heim der Schwester, das Mutterhaus, soll ihr möglichstes Behagen, eine freundliche, auch durch die Ausstattung dem Schönheitssinn wohltuende Umgebung schaffen, nicht um ihr Ansprüche anzuerziehen, die sie außerhalb geltend macht, sondern um sie für Entbehrungen im Beruf zu entschädigen, sie ihr zu erleichtern. Durch ihr Können, ihr feines Mitempfinden mit von Krankheit und Sorgen Bedrückten, durch Freudigkeit und heiteren Gleichmut, Sorgen leichter machen und tragen helfen, ihnen zu einem wahren Engel der Barmherzigkeit zu werden, bietet die Privatpflege der Schwester weitesten Spielraum. Im richtigen Sinn geübt, kann sie reiche Befriedigung geben, immer wird sie zur besten Schule der Lebenserfahrung und Charakterentwicklung werden.

Gemeindepflege.

Von der Gemeindeschwester wird eine weitgehende Erfahrung verlangt auf Gebieten, die über die volle Beherrschung der Pflegetätigkeit, wie die Hospital- und Privatpflege sie fordert, hinausgehen, ausgiebige Menschenkenntnis und große Selbstverleugnung. Sie hat neben der Pflege und momentan zu leistenden Hilfe soziale Arbeit zu leisten. Sie soll erzieherisch zu wirken suchen in hygienischer Beziehung, Einfluß gewinnen auf jung und alt, um Mißständen in den Familienverhältnissen, der Lebensführung begegnen zu können, auch in sittlicher Beziehung. Sie muß die örtlichen Verhältnisse genau kennen, Gewohnheiten und Gebräuche merken und mit ihnen rechnen. Sie wird in enge Fühlung mit dem Seelsorger der Gemeinde zu treten, mit ihm Hand in Hand zu arbeiten haben. Sie wird ihn zur Unterstützung in materieller und ideeller Hinsicht heranzuziehen, sich von ihm Rat zu holen haben, wenn sie mit Erfolg arbeiten und rechten Nutzen bringen will. Unter seiner Anleitung wird sie die Jugend zu versammeln, nützlich zu beschäftigen haben, Kranke von ihm zugewiesen bekommen, ihn auf geistlich Bedürftige aufmerksam machen. Sie wird zum Geistlichen als Vorgesetzten in verantwortungsvoller Gemeindearbeit aufzusehen haben, dem sie volles Vertrauen schuldet. Sie muß zur geeigneten Unterbringung ihrer Pflegebefohlenen wissen, daß der Unterstützungswohnsitz nach einem Jahre erlangt werden kann. Voraussetzung ist, daß keine öffentliche Fürsorge beansprucht worden ist, wozu örtliche Wohltätigkeit nicht gerechnet wird. Bei zugezogenen Armen hat der letzte einjährige Aufenthaltsort die Kosten zu übernehmen, wenn Krankenhausbehandlung nötig wird. Die Schwester wird das meist für die Angehörigen zu versorgen und die Kostenfrage vor der Aufnahme zu regeln haben.

Bei armen Staatsangehörigen ist bei schwerer Krankheit die Aufnahme in Landes- oder Bezirksanstalten auf Zeugnis der Ortsbehörde oder des Bezirksarztes zu versuchen.

Bei Unterbringung von Geisteskranken wäre eine Zahlungsübernahme des Gemeindevorstandes beizubringen.

Bei Schwindsüchtigen hätte die Schwester für möglichste Isolierung des Kranken von der übrigen Familie zu sorgen, die Vorschriften der gebotenen Sauberkeit und Desinfektion zu überwachen, die Wege zur Unterbringung in Heilstätten zu weisen, wenn ärztlicher Rat dahin lautet.

Sie muß lediglich unter dem Arzt pflegen. Sie darf keine Medikamente verteilen, Verordnungen machen. Wenn sie im Falle der Not hat selbständig eingreifen müssen, ist es dem zuständigen Arzt unverzüglich zu melden. Leute, die ärztliche Behandlung abweisen, sollte sie nur nach Rücksprache mit dem Arzt weiter versorgen und sich in fraglichen Fällen ihre Verhaltungsmaßregeln vom Arzt selbst geben lassen.

Zu den Wohltätigkeitsvereinen sollte sie Fühlung haben, private und öffentliche Unterstützungsquellen kennen, um sich ihrer im Notfall zu bedienen. Sie soll genau über die Verhältnisse der Bittsteller orientiert sein, um volle Auskunft geben zu können. Sie wird über die Würdigkeit der Bittsteller mit dem Seelsorger der Gemeinde zu verhandeln haben. Die übliche Form der Bittgesuche muß ihr geläufig sein.

Sie muß es verstehen, Vermögende für ihre Schützlinge zu interessieren, um auf private Hilfe für Bekleidung und Ernäh=

rung Bedürftiger zurückgreifen zu können, wo Gemeindemittel nicht ausreichen.

Bei Wöchnerinnen wird die Schwester für die Versorgung der Familie durch Anstellung hilfsbereiter Nachbarinnen besorgt sein, soweit nötig, für sie kochen. Sie wird die Mutter auf ihre Pflicht, das Neugeborene selbst zu nähren und auf alle Vorzüge der Muttermilch aufmerksam machen. Sie wird zur richtigen Versorgung des Kindes, zur Einrichtung von Wöchnerinnen= körben mit allem Nötigen und leihweiser Verbreitung derselben in der Gemeinde Anregung geben. Die Milchversorgung der Säuglinge im Sommer gehört oft zu ihren Aufgaben.

Sie hat die Fürsorgegesetze zu kennen, um die Bedürftigen auf die ihnen zustehenden Vorteile aufmerksam zu machen, bei Unfällen zur Feststellung auch kleiner Verletzung von Amts wegen anzuhalten, um späterer Hilfe nicht verlustig zu gehen. Sie wird die Vorschriften für die gesetzliche Impfung sich ge= läufig zu erhalten haben, um belehren zu können, auf die Be= folgung der Verhaltungsmaßregeln nach der Impfung unter den Leuten halten.

Um Einfluß auf die heranwachsende Jugend zu gewinnen, ihnen Geschmack an anderer Zerstreuung als nur dem Tanz= boden beizubringen, wird sie Jungfrauenvereine bilden. Sie wird den jungen Mädchen die Freude der Arbeit für andere nahelegen durch gemeinschaftliches Arbeiten für Bescherungen, abgewechselt mit Gesang, fördernder Lektüre, Spielen usw.

Auch Großmütterchenvereine für alte, einsame Frauen, denen sie vorliest, werden ihr die Herzen öffnen.

Zur Pflicht muß sich's die Gemeindeschwester machen, er= finderisch und praktisch im Verwenden primitiver Krankenpflege= hilfsmittel zu sein. Auf die im Hospitalbetrieb die Arbeit wesent= lich erleichternden, modernsten Hilfsmittel wird sie zu verzichten haben, um im Interesse der Gemeinde sparsam zu sein. Aus nichts etwas zu machen, ist größere Kunst und größeres Verdienst.

Die Gemeindeschwester darf sich durch Klagen nicht täuschen lassen, sondern muß sich den richtigen Blick für wahre Armut

erwerben. Bei Verteilung ihrer Gaben muß sie Gerechtigkeit,
nicht persönliche Vorliebe walten lassen. Wichtig ist es, daß
sie Buch über ihre Tätigkeit und die von ihr verteilten Gaben
führt, um Rechenschaft über ihre Arbeit ablegen und immer
wieder den Erweis erbringen zu können, wie vielseitig, nötig
und begehrt die Arbeit der Schwester in der Gemeinde ist.

Ihre Schutzbefohlenen versorge sie mit gleicher herzgewinnender Freundlichkeit, nicht mit gewisser Herablassung, die verletzend wirkt, weil sie als geringe Bewertung empfunden wird. Armut gibt Anspruch auf Barmherzigkeit, und Mitempfinden allein macht die Betätigung der Barmherzigkeit zur Wohltat.

Genesungsheime.

Zur leitenden Arbeit in Erholungsstätten bedarf es neben allgemeiner Lebenserfahrung, wirtschaftlicher Kenntnisse, des Verständnisses für Rekonvaleszentenpflege und der Bedürfnisse Erholungsbedürftiger nach den Grundsätzen allgemeiner Krankenpflege. Es sind geeignete Arbeitsfelder für erfahrene, ältere Schwestern, denen die Anstrengung direkter Krankenpflege genommen wird und deren weitgehende, vielseitige Erfahrung vollste, nutzbringende Anwendung findet. Bei voller Einhaltung der vorgeschriebenen Hausordnung muß Zwang möglichst vermieden werden. Die verschiedensten Elemente sind zu einheitlichem, friedlichem Zusammenleben zu vereinen, dazu bedarf es großer Umsicht, eines sicheren Urteils, bestimmten Auftretens. Die Mitarbeit junger Schwestern auf solchen Arbeitsgebieten wird zu einer guten Vorschule für wirtschaftliche Ausbildung, die in älteren Dienstjahren zu solch leitenden Posten in Erholungsstätten befähigt.

Irrenpflege.

Die Pflege Geisteskranker ist ein Spezialgebiet, zu dem die Beherrschung der allgemeinen Krankenpflege wohl eine wünschenswerte Grundlage, aber noch keine Befähigung ohne direkte

Spezialausbildung ergibt. Leichtere Formen von Nervenerkrankungen und psychischen Störungen werden für kürzere oder längere Zeit in kleineren Stadtkrankenhäusern, auch mal vorübergehend schwerere Fälle, den Schwestern unter Aufsicht und Leitung des Arztes übergeben werden und ihnen einen Einblick in dieses schwere Arbeitsgebiet geben. Der persönliche Einfluß der Pflegenden ist auf diesem Gebiet das wichtige Moment. Es eignet sich nicht jede, die zur Krankenpflege geeignet ist, dazu, und nicht jede ist der Nervenanspannung, die es kostet, gewachsen. Es bedarf großer Ruhe, scharfer Beobachtungsgabe, schneller Entschlossenheit, sicherer Bestimmtheit und mitfühlenden Verständnisses, um dieser schwersten Aufgabe gerecht zu werden. Die Sicherheit der Furchtlosigkeit wird diesen Kranken gegenüber voll zum Ausdruck kommen müssen, um sich Autorität zu sichern. Durch Freundlichkeit, Milde, Vorsicht in dem, was sie sagt, Vermeidung jeder Unwahrheit, die sein Mißtrauen erregt, durch taktvolles Verhalten und Beobachtung der Form, die das oft geschärfte Empfinden solch beklagenswerter, oft nur unempfindlich erscheinender Kranker doppelt dankbar empfindet, wird sie das Vertrauen der Kranken erringen. Sie wird ihnen ein Segen sein, wenn von ihr Ruhe auf sie ausströmt, ihnen Ruhe durch sie geschaffen und gewahrt wird und stets warme Teilnahme an ihrem harten Schicksal, volles Mitleid in ihrem Verhalten zum Ausdruck kommt.

Kinderpflege.

Größte Ansprüche stellt die Kinderpflege an die Geduld und nimmermüde Aufopferung der Schwester. Was der Erwachsene durch Worte zum Ausdruck bringen kann, läßt der Säugling und das erste Kindesalter die Umgebung nur durch Anzeichen erraten, für die sie einen geschärften Blick haben, die sie vor allem empfinden muß. Segensreich wird die Kindespflege erst durch die Mitarbeit des Gemüts, und reiches Genügen gibt sie dem Gemüt. Dem angeborenen Mütterlichkeitsempfinden der Frau gibt gerade diese Arbeit reichste Befriedi=

gung; das natürliche Verständnis für das Kind erleichtert die großen Anstrengungen, die der Dienst schon allein durch die stete Unruhe stellt. Ansprüche an eigene Bequemlichkeit dürfen nie zu Worte kommen. Unbedingte Hilfsbereitschaft bei Tag und Nacht wird gefordert, die keine Ermüdung aufkommen läßt. Liebe und Treue im Kleinsten muß der Schwester in der Pflege der Kleinen ganz besonders eigen sein. Kleine Unterlassungssünden, die den Erwachsenen noch nicht schädigen, können den Tod eines Säuglings herbeiführen. In der Säuglingspflege kommt es auf Detailarbeit an, genaueste und feinste Beobachtung, tadellose Sauberkeit, Zuverlässigkeit bis ins kleinste. Der Stimmungswechsel allein wird der Schwester als Anzeichen der Erkrankung auffallen, wenn sie mit Augen der Liebe pflegt. Das Kindchen dankt der liebevollen pflegenden Hand mit dem einzigen, ihm zu Gebote stehenden Ausdruck krähender, zappelnder Freude, sobald die Schwester ans Bett tritt. Bleibt die gewohnte Freude aus, neigt es zum Weinen, sieht blaß aus und verweigert die Nahrung, weiß die Schwester, daß sie das Kind nach den erprobten Regeln der Säuglingspflege zu versorgen und den Arzt zu benachrichtigen hat.

Die Säuglingspflege steht im Vordergund des Interesses. Es wird alles aufgeboten, durch Feststellung günstiger Ernährungsmethoden die Kindersterblichkeit im Säuglingsalter herabzusetzen. Die Schwestern lernen die verschiedenen Gründe der hohen Säuglingssterblichkeit an den einzelnen ihrer kleinen Pfleglinge, bei denen auch die beste Pflege ohne Wirkung bleibt, erkennen: angeborene Lebensschwäche durch notorisch kranke Eltern und die große Widerstandsschwäche der Säuglinge. Sie lernen bei dem Aufblühen der kleinen Wesen in der geeigneten Umgebung und Wartung, daß schlechte Wohnungsverhältnisse, überheizte oder ungeheizte Zimmer die Schuld tragen können, weil der Säugling Temperaturschwankungen schlecht verträgt. Sie sehen unter ihren Händen und Augen, daß der Säugling wie die Pflanze zum Gedeihen eine größere Licht- und Luftmenge braucht. Sie lernen erkennen, daß mangelnde Reinlichkeit in den unteren Ständen bei der Wartung und Pflege der Kinder die

Sterblichkeit vergrößert, daß ungenügende Hautpflege der Infektion Eingang schafft.

Unter sachgemäßer Ernährung ihrer kleinen Pfleglinge nach ärztlicher Vorschrift lernt die Schwester als einen Hauptgrund der Säuglingssterblichkeit die Konsequenzen der Über- und Unterernährung verstehen und die Wichtigkeit und Sorgsamkeit richtiger Ernährung, besonders in den heißen Sommermonaten wegen der Verdauungskrankheiten. Es wird ihr klar, daß Muttermilch die einwandfreieste Ernährung der Säuglinge bildet, und daß jede Frau, die nicht vom Arzt daran gehindert werden muß, es als heiligste Pflicht empfinden sollte, ihrem Kinde mit der natürlichsten Ernährung gedeihliche Entwicklung und die nötigen Widerstandskräfte zu schaffen.

„Was das Stillen aber für die Seele deines Kindes ist, das mag dir der Volksmund sagen, wenn du's nicht selbst durchfühlst.

‚Mit der Muttermilch eingesogen', sagt das Volk in tiefer Weisheit. Damit meint es seelische Eigenschaften eines Menschen.

Es ist kein Wunder, wenn es wirklich so ist. Wer stillt, gibt ein Lebensteil an sein Kind. Leben ist keineswegs bloß eine Bewegung von Stoffteilchen, sondern eine Offenbarung viel tieferen Wesens. Dein Bestes, dein Heiligstes strömst du mit über auf dein Kind." (Lhotzky.)

Mit dem wachsenden Verständnis und der richtigen Beobachtung der Entwicklung des Kindes wird sie die Wichtigkeit frühzeitiger Erziehung zur Reinlichkeit, zur geregelten und geeigneten Nahrungsaufnahme verstehen. Schreien des Kindes, von dessen Grundlosigkeit sie sich überzeugt hat, wird sie nicht zu sofortigen Aufnehmen und Umhertragen, zum Verwöhnen veranlassen. Es wird ihr klar werden, daß auch der Säugling bald Drohungen von Liebkosungen unterscheidet und man auch dem Kleinsten der Kleinen gegenüber Launenhaftigkeit vermeiden muß.

Vor eingehender Beschäftigung mit kleinen Kindern wird sie sich hüten, um keine vorzeitige Entwicklung hervorzurufen, die das Kind schädigt.

Mit dem fortschreitenden Alter des kranken Kindes werden die Anforderungen an die Pflege andere werden. Es wird neben dem kranken Körper auch das kindliche Gemüt zu seinem Recht zu kommen haben, der Erziehung zu guten Gewohnheiten nicht zu vergessen. Auch in der ernsten Umgebung des Krankensaales wird dem kindlichen Frohsinn sein Recht werden müssen. Die Schwester wird fröhlich mit den Fröhlichen sein und manchem Kinde auf dem Krankenbette sonnigere Tage schaffen können, als es als Gesundes gekannt hat. Zur Jugend gehört Jugend. Jüngere Schwestern werden zur Kinderpflege geeigneter sein, wenn sie den Ernst ihrer Aufgabe voll erfassen. Auch diejenigen sind dort am richtigen Platze, die sich im Spätherbst noch das junge Herz bewahrt haben, das der Jugend gerecht wird.

Nach grundlegender allgemeiner Ausbildung wird Übung in der Säuglings= und Kinderpflege, die auch ein Spezialgebiet bildet, die Schwester mit dem zunehmenden Verständnis für die geforderten Maßnahmen und dem wichtigsten Faktor, der Erfahrung, zu einer wertvollen Stütze des Arztes am Bett des hilflosen Kindes heranbilden.

Säuglingskrippen.

Unter die Maßnahmen zur Bekämpfung der Säuglingssterblichkeit gehört auch die immer größeren Umfang annehmende Einrichtung von Säuglingskrippen.

Sie scheinen einem großen Bedürfnis entgegenzukommen, da sie sich rapide füllen.

Trotzdem es sich um gesunde Kinder handelt, ist auch dieses Arbeitsgebiet der Krankenschwester, mit Vorliebe der staatlich geprüften, übertragen worden.

Ihr fällt ein vielseitiges Arbeitsgebiet zu. Sie hat die wirtschaftliche Leitung, muß meistens die Küche, wenn auch nur die Überwachung derselben, übernehmen. Ihr untersteht die Milchküche für die Säuglinge, für die sie Hilfskräfte anzulernen hat. Sie hat die Verantwortung für die richtige Abwartung und Verpflegung der Kleinsten und Kleinen. Die Kontrolle der Wäscheversorgung, die Anstellung des nötigen Personals gehört zu ihren Aufgaben. Das Rechnungswesen, die Buchführung liegt in ihrer Hand.

Der richtige Umgangston mit den Müttern, der nötige Einfluß auf sie durch die rechte Vertrauensstellung, die genügende Autorität, die sie zum Bringen und Abholen der Kinder zu den vorgeschriebenen, nicht zu beliebigen Stunden veranlaßt, zur angeordneten Milchversorgung der Säuglinge an Sonn- und Feiertagen anhält, die ihnen zur Vorsicht mitgegeben werden, bilden einen wichtigen Faktor in der Krippenarbeit. Es eignet sich nicht jede beliebige Schwester dazu. Sparsamkeit muß zu ihren sonstigen Tugenden gehören, da die zur Verfügung stehenden Mittel meist knapp sind.

Die schwierigste Aufgabe bildet die Ausbildung von Kinderpflegerinnen und Hospitantinnen, die an die Säuglingskrippen angeschlossen wird. Sie ist gewiß von praktischem Nutzen und Erfolg für die Betreffenden, aber eine größere Arbeitslast, keine Hilfe für die Krippenschwester, die ihre Augen überall haben muß.

Die Arbeit ist anstrengend, aber beglückend. Frau und Kind gehören nun einmal zusammen!

Für Schwestern, die in jungen Lebensjahren den Beruf ergreifen, ist die Arbeit in der Säuglingskrippe am gesunden Kind eine gute Vorschule zur Arbeit am kranken.

Sie wird langsam in den Pflegedienst, seine Schwierigkeiten, seine Verantwortlichkeit eingeführt. Am Kindchen ist kein Dienst schwer, keiner kostet Überwindung, jede Handreichung ist von einer gewissen Poesie umwoben. Die Mütterlichkeit regt sich in der jungen Schwester, und sie ist beglückt in ihrer Betätigung.

Pünktlichkeit, Ordnung, Sauberkeit, Zuverlässigkeit lernt sie von Grund auf. Sie ist in guter Schule unter einer tüchtigen, lehrenden Schwester.

Röntgen- und Laboratoriumsdienst.

Auch diese Arbeitsgebiete kommen jetzt mehr und mehr für Schwestern in Frage. Ihre Ausbildung in der allgemeinen Krankenpflege wird auch für diesen Dienst kein Nachteil, nur ein Vorteil sein.

Die Anforderungen, die an das Können der Schwester auch auf diesem Gebiet gestellt werden, sind so große, daß eine ganz eingehende Spezialausbildung nötig wird, die für beide Gebiete wohl mindestens je sechsmonatliche Kurse beansprucht.

Im Laboratoriumsdienst werden außer den üblichen chemischen Untersuchungen bakteriologische und sereologische Untersuchungsmethoden gefordert. Die Wassermannsche Reaktion muß beherrscht werden.

Die Veranlagungen der Schwestern sind so verschieden wie ihre Geschmacksrichtungen in der Arbeit. Für manche unter ihnen, die bei reicher Erfahrung und Zuverlässigkeit körperlich nicht mehr schweres Heben, anhaltendes Stehen, stetes Auf-den-Füßen-Sein, Nachtwachen vertragen, die geistig befähigt, regsam sind, schnell fassen und noch Leistungsfähigkeit haben, wird diese Arbeit ein reiches Feld der Anregung und Befriedigung bieten. In den Hospitaldienst eingeschaltet, wird sie sie noch mitten in den Krankendienst stellen und ihnen die Fühlung zu ihm erhalten. Die besondere Veranlagung der Frau für Detailarbeit und ihre Ausdauer kommen ihr für diesen Dienst zustatten.

Bei großen, mit geschlossenen Schwesternschaften besetzten Krankenhäusern wird es zu begrüßen sein, daß möglichst alle Arbeitsgebiete, die mit der Krankenpflege in Beziehung stehen und ihre immer eingehendere Ausgestaltung ermöglichen, auch Schwestern zugänglich gemacht werden. Hierzu gehört auch der Apothekendienst.

Dem Krankenhaus können wertvolle Kräfte möglichst lange erhalten bleiben, wenn im Dienst individualisiert werden kann, jedes Kraftmaß und jede Veranlagung an ihrem Platz den verschiedensten Ansprüchen gerecht zu werden vermag. So läßt sich auch in einem großen Hospital Arbeit aus einem Guß ermöglichen und Befriedigung für alle Arbeitsbeteiligten schaffen.

Wöchnerinnenpflege.

Die Wochenpflege, die in früheren Zeiten nur mit elementarsten Kenntnissen ausgerüsteten Wartefrauen anvertraut wurde, ist heute zum großen Teil in die Hände ausgebildeter Schwestern gelegt worden, die in Säuglingspflege erfahren sind. Nicht selten sind es ausgebildete Hebammenschwestern, die zugleich in der Lage sind, die Geburtshilfe zu übernehmen.

Welch eine Erleichterung für die Wöchnerin, die in der schwersten Stunde ihr Kleines und sich in den zuverlässigen Händen einer gebildeten Persönlichkeit weiß und auch in ihrer Häuslichkeit durch sie vertreten werden kann.

Der Veranlagung mancher Schwester gerade für diesen Arbeitszweig wird damit entgegengekommen.

Großen Segen stiften die Hebammenschwestern in den Kolonien, die Nachfrage nach ihnen ist groß.

Die Schwester, die in diese Arbeit gestellt wird oder sie erwählt, wird von allgemeiner Krankenpflege absehen müssen, zum mindestens von Infektionsfällen, um jederzeit die Pflege einer Wöchnerin übernehmen zu können, ohne eine Quelle der Gefahr für sie zu werden.

Es ist zu wünschen, daß gerade dieses Arbeitsgebiet immer mehr in die Hände gebildeter Frauen gelegt wird.

Die verantwortungsvolle Aufgabe, einem neu geschaffenen Leben, dieser hehrsten und heiligsten Weibesmission, den Weg ins Dasein zu ebnen, gesunde Söhne und Töchter für das Vaterland in die Welt bringen zu helfen, die jedes an seinem Platz ihre Lebensaufgaben lösen, das ist eine reiche und befriedigende Aufgabe, die alle Mühe und Arbeit des Spezialstudiums belohnt.

Wohlfahrtspflege.
Von Schwester Maria Winter, Albertinerin, Bezirksfürsorgerin.

Wenn von den Arbeitsfeldern der Schwestern die Rede ist, darf die Wohlfahrtspflege nicht vergessen werden. Sie ist ein Zweig der Schwesternausbildung geworden.

Die Wohlfahrtspflege ist ein Grenzgebiet der öffentlichen Krankenpflege und der Schule. Sie arbeitet ergänzend, vorbeugend, nachgehend. Sie zerfällt in zwei große Komplexe, die wieder ineinander zurückfließen: in die Gesundheitsfürsorge und in die Jugendwohlfahrtspflege. Gesundheitsfürsorge umfaßt alle Altersgruppen, Jugendwohlfahrtspflege beschäftigt sich mit dem Kinde bis zum Eintritt der Volljährigkeit. Sie kann sich bereits auf ein Reichsgesetz stützen, während für die Gesundheitsfürsorge ein solches noch fehlt.

Diese scheinbare Teilung der Wohlfahrtspflege mit auseinandergehendem Aufgabenkreis, bei den Behörden häufig im Vorhandensein zweier Ämter, eines Wohlfahrtsamtes und eines Jugendamtes ausgedrückt, hat einen Streit der Meinungen hervorgerufen. Hie Spezialfürsorge, hie Familienfürsorge ist das Feldgeschrei.

Die Wohlfahrtspflege, zuerst von freier Liebestätigkeit ausgeübt, begann mit Spezialfürsorge, in die Hand beruflicher Kräfte gelegt, entwickelte sie sich zur Familienfürsorge. Als solche wird sie besonders von den Verwaltungen betont, die mit der praktischen Durchführung betraut sind.

Als Spezialfürsorge hat sie jedoch noch immer ihre Freunde. Bedeutende Wohlfahrtspolitiker, und besonders die Ärzteschaft, wollen, wenn sie Familienfürsorge überhaupt zugeben, doch Jugendwohlfahrtspflege und Gesundheitsfürsorge getrennt bearbeiten.

Nicht so die Fürsorgerin selbst. Sie wünscht in ihrer Arbeit einen Organismus nicht zerlegt zu sehen, der Teilarbeit eines industriellen Zeitalters nicht unterzogen zu werden, Leib und Seele als ein Ganzes nicht zu zerreißen.

Die Stellungnahme für das eine wie für das andere kommt zum Ausdruck in der Frage der Ausbildung. Der Fürsorgearzt verlangt vorwiegend Hygiene, der leitende, sozial interessierte Verwaltungsbeamte begnügt sich nicht mit gesundheitspflegerischer Vorbildung, womöglich auf Kosten einer jugendwohlfahrtspflegerischen, und tritt mit dieser Auffassung der Meinung der Fürsorgerinnen bei.

Die Ansichten gehen hin und her. Die Ärzteschaft scheint insofern einen Sieg davon zu tragen, als man zur Zeit auf eine gründliche gesundheitliche Ausbildung nicht verzichten will, ganz gleich, ob später Spezial- oder Familienpflege ausgeübt werden wird, ob die Tätigkeit sich am Wohlfahrtsamt oder am Jugendamt abspielt.

Das Ausbildungsproblem wird dort gelöst sein, wo Eignung zur sozialen Arbeit zutage tritt. Eignung füllt Lücken, Eignung schafft, wo Ausbildung allein versagt.

Die Wohlfahrtspflege, in immer weiterem Ausbau begriffen, immer mehr Gebiete einbeziehend, lockt manches junge Menschenkind, sie wie irgendeinen gehobenen Frauenberuf zu betrachten und zu wählen. Damit kommen ohne Zweifel auch solche hinein, die die Eignung nicht mitbringen.

Der praktischen Arbeit ist es vorbehalten, die Auslese zu treffen. Sie tritt wesentlich anspruchsvoller und strenger auf als die Lernjahre der Wohlfahrtsschule. Hier wohnen die Gedanken leicht beieinander, und die Bekanntschaft mit der Idee führt auf seelische Höhen, dort stoßen sich die Sachen. Menschliche Not und menschliches Vergehen sind oft verschwistert und zeigen ein häßliches Gesicht. Sie reißen hinab in Tiefen des Zweifels an der eigenen Kraft. Soziale Arbeit gewährt auf die Dauer innere Befriedigung nur da, wo innere Notwendigkeit zu ihr trieb.

Die Arbeit in der Wohlfahrtspflege, wie sie augenblicklich noch ausgeübt wird, vermag wohl eine sonst normale Gesundheit zu erschüttern. Die Überbürdung, die die Wohlfahrtspflegerin vorläufig noch erfährt, bedeutet eine Belastungsprobe. Während die Schule Arbeitszeit und Schülerzahl für das Lehrpersonal längst festgelegt hat, in der Krankenpflege der Ruf nach Schwestern schon gehört worden ist, kann Arbeitszeit, Kopfzahl der Bevölkerung, räumliches Arbeitsgebiet der Fürsorgerin ungemessen ausgedehnt werden.

Hierdurch ist die Arbeit gefährdet. Masse und Vertiefung sind nicht beieinander, Masse gibt nicht Zeit, der Eigenart der Hilfsbedürftigkeit gerecht zu werden, Masse gestattet dem Willen nicht, Stoßkraft zu sein, Masse — Entpersönlichung, Entseelung.

Von ihren Forderungen geht die soziale Arbeit nicht ab. Sie verlangt das Eindringen in seelische Vorgänge, das Einfühlen in innere Notlagen, das Können, den fremden, schwachen Willen zu festigen, den unguten in richtige Bahn zu lenken.

Sie zwingt dich zu großen Gesichtspunkten. Wenn du und mit dir alle, die so gerne zu schönerer Menschlichkeit und edlerer Kultur führen möchten, wenn ihr längst vergessen seid, werden die Nacheuchkommenden eure Arbeit noch verstehen? Wird sie ihnen als Notmaßnahme erscheinen, entsprungen besonderer Zeit, Gegenwartswerte nur bergend? Oder sehen sie die grüne Saat, auf die ihr hofft, und spüren sie den Ewigkeitsgedanken, der eurem Streben zugrunde lag?

Wenn du das proletarische Kind in das Kindererholungsheim verschickst, was willst du ihm geben? Nur körperliche Ertüchtigung? Oder tritt bei einem Aufenthalt an der See und im Gebirge nicht etwas Innerliches hinzu? Soll das Kind nicht sein schönes deutsches Vaterland kennen und lieben lernen, soll ihm nicht ein hoher Begriff aus dem Worte Vaterland werden?

Mit dem heranwachsenden Mädchen sollst du wieder im Zwischenland leben, das du selbst einst durchwandern mußtest. Körperlich und charakterlich soll sie sich entfalten, in kommender sittlicher Not darf sie nicht das Opfer werden.

Die unverehelichte Schwangere, die abermals vom gewissenlosen Burschen getäuscht ist und nun die Sorge auch für das kommende zweite Kind zu übernehmen hat, willst du's etwa wagen, ihre Not nicht zu verstehen? Du sollst die Verzweiflung der Mutter begreifen, die wieder der Geburt eines Kindes entgegensieht und die in Schwangerschaft und Stillung ihre Kraft dahinschwinden fühlt.

Siehst du, daß in der Familie des Landarbeiters, dessen Ehefrau sich nur kurze Zeit ihrer Häuslichkeit widmen kann, schlecht geratene Kinder sind, verwahrloste Wirtschaft herrscht, soziale Schäden riesengroß emporwachsen? Mußt du nicht deine warnende Stimme zur Lage der Landarbeiter erheben? Wird dein heimatlicher Boden nicht von nur noch minderwertigen Hilfskräften beackert, wandert nicht etwa nur Intelligenz, sondern schon der Durchschnitt nicht unweigerlich ab?

Die Wohlfahrtspflege verlangt von dir Stellungnahme. Alle Gedanken und Probleme, die die Frauenbewegung durchfluten, du mußt sie vor dein Forum bringen und die schwarze oder weiße Kugel über sie werfen. Das Gesetz der exceptio plurium, das der Frau alle Lasten aufbürdet, du darfst es nicht mehr dulden, das Gemeindebestimmungsrecht, das die Zahl der Schankstätten dem Volksentscheid anheimstellen will, du mußt ihm deine Stimme geben...

Den Daseinsring hast du vor dir in der Wohlfahrtspflege, keimendes Leben und frühen Tod, zu deinen Füßen den tiefsten Abgrund menschlicher Verderbnis, über dir den höchsten Himmel der Idee.

Amtlicher Sanitätsdienst.

Ein wichtiger Pflichtenkreis auf dem Gebiet der Volksgesundheitspflege ist die Unterstützung des amtlichen Sanitätsdienstes für die Zeit der öffentlichen Notstände und inneren Unruhen.

Nur den Vereinen, die eine Bescheinigung über die Zulassung zur Unterstützung des amtlichen Sanitätsdienstes vom Ministerium des Innern besitzen, ist diese wichtige Betätigung gesetzlich übertragen worden. Für diesen Dienst voll zur Verfügung zu stehen mit bestausgebildeten Kräften, ist Vaterlandspflicht.

Bei der jetzt überall herrschenden gesundheitlichen Not ist es doppelt wichtig, daß Hand in Hand gearbeitet wird, von amtlicher Seite, Staat und Gemeinde, mit den Organen freiwilliger Liebestätigkeit, deren Hilfsbereitschaft notwendig ist, um den Gesundheitsschäden aller Art, die unser Vaterland jetzt mehr denn je bedrohen, ankämpfend, vorbeugend, schützend nach den schweren Zeiten, die hinter uns liegen und Körper und Seele zerrüttet haben, entgegenzutreten.

Was das Gesetz den staatlichen Kommunalbehörden für das Gesundheitswesen zur Pflicht macht, wird Aufgabe des amtlichen Sanitätsdienstes und seiner freiwilligen Hilfsorganisationen.

Ein weiteres Gebiet der Betätigung tut sich hier auf, in dem die öffentliche Krankenfürsorge einen breiten Raum einnimmt. Sie umfaßt: Ausbildung von Krankenpflegepersonal, Ausbildung von Krankenträgern zur Krankenbeförderung, Beförderungseinrichtungen. Auch die erste Hilfe und das gesamte Rettungswesen gehört in dieses Ressort.

Dazu kommt die Seuchenbekämpfung mit ihren Vorsorgemaßnahmen, Seuchenlazarette, Quarantäne-, Desinfektions-, Entlausungsanstalten, medizinische Untersuchungsstellen, Auswanderer-, Flüchtlingslager, Erfrischungsstellen. Sie bedürfen ganz verschiedener Voraussetzungen in der Arbeit. Wirtschaftliche Kenntnisse, Organisationstalent werden neben Krankenpflegekenntnissen und Ausbildung im Laboratoriumsdienst, im Röntgen gefordert.

Neben der Seuchenbekämpfung wird noch Gesundheitsfürsorge verlangt: Säuglings- und Kleinkinderschutz, Fürsorge für das schulpflichtige Alter, für die heranwachsende Jugend. Arbeiterwohlfahrtseinrichtungen, Bekämpfung der Tuberkulose, des Alkoholmißbrauchs, des Krüppelelends, der Geschlechtskrankheiten kommen in Frage, die Fürsorge für Sieche und Gebrechliche, für schwer erziehbare Jugendliche und Psychopathen. Für all diese Gebiete werden ausgebildete Kräfte verfügbar gemacht werden müssen, wenn freiwillige Hilfe not tut.

Daher heißt es, sie in der Ausbildung dazu sorgfältig vorbereiten.

An der Volksgesundheit zielbewußt zusammenarbeiten in steter Hilfsbereitschaft mit dem Grundgedanken werktätiger

Nächstenliebe heißt tragfähige Pfeiler aufrichten zum Wiederaufbau des Vaterlandes. Hiermit wird die Schwester als Staatsbürgerin ihrer Pflicht gegen die Allgemeinheit nachkommen im Bewußtsein der Verantwortung, die auch jede Frau immer tiefer für das Vaterland empfinden und williger tragen muß, weil sie als Glied eines Ganzen auch für das Ganze zu leben hat.

Für dieses Arbeitsgebiet wie für alle anderen Arbeitszweige der Schwestern werden neben dem feinsten Verständnis für die Eigenart jeder Aufgabe immer Liebe und Pflichttreue das sicherste Fundament bilden und dies ethische Moment in der Schwesternarbeit überall zum Ausdruck bringen.

MIX
Papier aus verantwortungsvollen Quellen
Paper from responsible sources
FSC® C105338

If you have any concerns about our products,
you can contact us on
ProductSafety@springernature.com

In case Publisher is established outside the EU,
the EU authorized representative is:
**Springer Nature Customer Service Center GmbH
Europaplatz 3, 69115 Heidelberg, Germany**

Printed by Libri Plureos GmbH
in Hamburg, Germany